组织学学习纲要

主编 王 琦 张 娜 韩云志

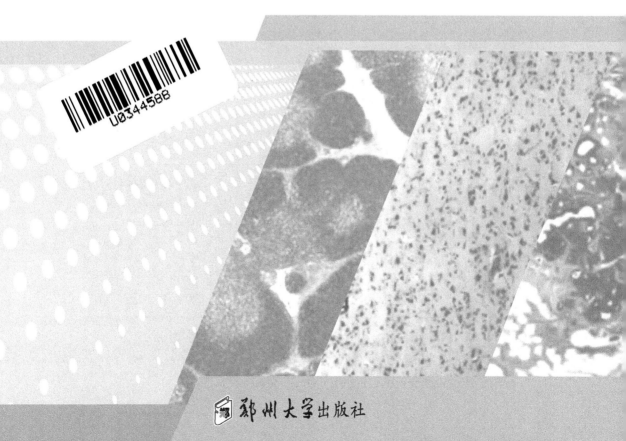

郑州大学出版社

图书在版编目（CIP）数据

组织学学习纲要 / 王琦，张娜，韩云志主编．
郑州：郑州大学出版社，2024．9． -- ISBN 978-7
-5773-0475-5

Ⅰ．R32

中国国家版本馆 CIP 数据核字第 2024P6R514 号

组织学学习纲要
ZUZHIXUE XUEXI GANGYAO

策划编辑	吕笑娟	封面设计	王　微
责任编辑	吕笑娟	版式设计	苏永生
责任校对	张　楠　张馨文	责任监制	李瑞卿

出版发行	郑州大学出版社	地　　址	郑州市大学路 40 号（450052）
出版人	卢纪富	网　　址	http://www.zzup.cn
经　销	全国新华书店	发行电话	0371-66966070
印　刷	广东虎彩云印刷有限公司		
开　本	787 mm×1 092 mm　1／16		
印　张	10.75	字　　数	244 千字
版　次	2024 年 9 月第 1 版	印　　次	2024 年 9 月第 1 次印刷

书　号	ISBN 978-7-5773-0475-5	定　　价	39.00 元

本书如有印装质量问题，请与本社联系调换。

作者名单

主　　编　　王　琦　　张　娜　　韩云志

副主编　　李晓娟　　董倩倩　　陈　婷　　赵聪聪

　　　　　　田燕歌　　董玉琼

编　　委　　王　琦　　张　娜　　韩云志　　李晓娟

　　　　　　董倩倩　　陈　婷　　赵聪聪　　田燕歌

　　　　　　董玉琼　　毛彦稳　　韩佳轩　　杨致远

前 言

　　组织学是医学的主干课程,也是医学生的必修课程,学好本课程对学习其他基础医学课程和临床医学课程具有重要意义。为了帮助医学院校学生全面系统地学习和掌握组织学知识,提高理论水平和综合分析能力,我们组织了有丰富教学经验的一线教师编写了本教辅用书,可供医学院校的在校学生、备考研究生入学考试的学生、执业医师资格考试人员等相关人员使用。

　　本书的编写顺序与教材一致,每章均包括目标要求、学习纲要、考核要点、参考答案,内容设置科学、重点突出易学、题型编排合理、答案解析详细,便于读者自学。本书的特色是最后的复习歌诀,易记、有趣、朗朗上口,实用性强。

　　本书编写分工:王琦负责复习歌诀,张娜负责第一章、第二章,韩云志负责第三章、第四章,李晓娟负责第五章、第六章,董倩倩负责第七章、第八章,陈婷负责第九章、第十章,赵聪聪负责第十一章、第十二章,田燕歌负责第十三章、第十四章,董玉琼负责第十五章、第十六章,毛彦稳、韩佳轩、杨致远负责文字校对。

　　由于编写时间有限,本书内容不够完善,恳请读者多提宝贵意见,以利后续的修订和改进,此致感谢!

编者

2024 年 7 月

目 录

第一章

绪　论

目标要求

1. 掌握组织学的研究内容,并了解学习本门课程的目的及应注意的问题。
2. 了解组织学的研究方法、常用技术,以及其发展史与新进展。

一、组织学的研究内容和意义

(一)组织学的研究内容与层次

组织学是研究人体的微细结构和功能关系的科学。

1. 研究内容

细胞:是机体形态结构、生理功能和生长发育的基本单位

组织:由形态近似、功能相关和来源相同的细胞和细胞外基质组成。人体四大基本
　　　组织:上皮组织、结缔组织、肌肉组织、神经组织

器官:由几种不同的组织相互联结,具有一定的形态结构,并完成一定的生理功能

系统:由许多器官联合在一起,完成连续性生理活动

2. 研究层次

组织、细胞、亚细胞、分子。

(二)组织学的研究意义

组织学是重要的医学基础课程,它与基础和临床课程都有密切的联系。

二、常用的研究技术

（一）光镜技术

1. 普通光学显微镜

用可见光穿透标本再通过光学透镜在眼睛里成像。光镜下所见到的结构称为光镜结构或微细结构。

2. 标本制备方法

石蜡切片：取材，固定，脱水，透明，包埋，切片，染色，封片

冰冻切片：应用恒冷切片机，将组织迅速冻结后即切片，它能保留组织细胞内的脂类成分和某些酶活性，可做细胞酶化学染色观察

涂片：将体液成分或器官组织的刮取物涂在载玻片上，制成薄膜，经过固定染色后进行观察

磨片：将骨组织或牙齿磨成薄片，染色后观察

3. 染色方法

苏木精-伊红染色（简称 HE 染色）：苏木精将细胞核染成紫蓝色，伊红将细胞质染成粉红色

由于苏木精为碱性染料，故被其染色的结构为嗜碱性

伊红为酸性染料，能被其染色的结构为嗜酸性

与两种染料亲和力均不强者为中性

银染：有些组织结构可直接使硝酸银还原而显色，称为亲银性

有些结构需加入还原剂后才能显色，称为嗜银性

异染性：有些组织成分用甲苯胺蓝等碱性染料染色后不显蓝色而呈紫红色，这种现象称异染性

4. 特殊显微镜

相差显微镜：用于观察未染色的活细胞

荧光显微镜：用于观察细胞内自发光物质或以荧光素标记的细胞或结构

（二）电镜技术

电镜下所见到的结构称为电镜结构或超微结构。

透射电镜：用电子束代替可见光，用电磁透镜代替光学透镜，在荧光屏上成像。用于观察细胞内的超微结构，是平面图像。被重金属盐染成黑色的部位，称为高电子密度；反之浅染部分，称为低电子密度

扫描电镜：标本表面先喷镀一层金属膜，再在镜下观察，用于观察细胞表面的立体结构

（三）组织化学技术

一般组织化学技术：应用化学反应或物理反应原理显示细胞内某种化学成分，并进行定性、定位、定量研究

免疫组织化学技术：应用抗原和抗体特异性结合原理，检测细胞内多肽、蛋白质、膜表面抗原等大分子物质

（四）原位杂交

根据核酸分子碱基互补原则，以标记的 DNA 或 RNA 为探针，检测细胞内特定的 DNA 或 RNA 序列。

（五）细胞培养与组织工程

在体外模拟体内环境培养活细胞或组织，这个方法可观察组织细胞的发生和发展变化。

考核要点

一、单项选择题

A 型题

1. 关于细胞间质（细胞外基质）的说法，下列哪项错误（　　）
   A. 是细胞产生的非细胞物质，包括基质和纤维
   B. 血浆、淋巴液、组织液等体液不属于细胞间质
   C. 不同组织的细胞间质成分不同
   D. 细胞间质具有支持、联系、保护和营养细胞的作用
   E. 参与构成细胞的微环境

2. PAS 反应显示（　　）
   A. 核糖核酸　　　　　　　B. 脱氧核糖核酸　　　　　C. 多糖
   D. 蛋白质　　　　　　　　E. 脂肪

3. 对苏木精亲合力强的结构是（　　）
   A. 细胞膜　　　　　　　　B. 细胞质　　　　　　　　C. 细胞核膜
   D. 细胞核　　　　　　　　E. 脂滴

4. 对伊红亲合力强的结构是（　　）
   A. 细胞膜　　　　　　　　B. 细胞质　　　　　　　　C. 细胞核膜
   D. 细胞核　　　　　　　　E. 糖原

5. 光学显微镜的最高分辨率是（　　）

A. 2 nm　　　　　　　　B 0.2 nm　　　　　　　C. 0.2 μm

D. 2 μm　　　　　　　　E. 5 nm

6. 观察体外培养细胞首选的显微镜是(　　　)

A. 一般光镜　　　　　　B. 倒置相差显微镜　　　C. 相差显微镜

D. 暗视野显微镜　　　　E. 偏光显微镜

7. 光镜组织切片和电镜组织切片(　　　)

A. 均为超薄切片　　　　B. 均用化学染料染色　　C. 均可制冷冻切片

D. 均为固定组织　　　　E. 均可摄彩照片

8. 扫描电镜主要用于观察(　　　)

A. 生物膜内部结构　　　B. 细胞器的内部结构　　C. 组织和细胞的表面结构

D. 细胞内的多糖　　　　E. 细胞核内的结构

9. 用光镜观察的组织切片的厚度一般为(　　　)

A. 50 ~ 80 nm　　　　　B. 50 ~ 80 μm　　　　　C. 5 ~ 10 μm

D. 5 ~ 10 mm　　　　　E. 5 ~ 10 cm

10. 超微结构是指(　　　)

A. 肉眼观察到的微细结构　　　　　B. 光镜下显示的结构

C. 电镜下显示的结构　　　　　　　D. 分子结构

E. 电子结构

11. 医学组织学的研究对象是(　　　)

A. 人体　　　　　　　　B. 动物体　　　　　　　C. 植物体

D. 动、植物体　　　　　E. 人体、动物体和植物体

12. 制作组织切片时包埋的目的是(　　　)

A. 固定组织使细胞不崩解　　　　　B. 使组织变软,易切

C. 使组织变硬,易切　　　　　　　D. 便于对比观察

E. 把一种组织埋入另一种组织中

13. 用透射电镜观察的组织细胞结构一般用(　　　)

A. HE 染色　　　　　　B. 荧光染色　　　　　　C. 镀银染色

D. 重金属染色　　　　　E. 组织本色

14. 欲观察细胞质内的核糖体的形态结构可用(　　　)

A. 光镜技术　　　　　　B. 扫描电镜技术　　　　C. 透射电镜技术

D. 组化技术　　　　　　E. 细胞培养技术

15. 组成机体基本结构和功能单位的是(　　　)

A. 分子　　　　　　　　B. 细胞　　　　　　　　C. 组织

D. 器官　　　　　　　　E. 系统

16. 细胞核在 HE 染色中常被苏木精染成(　　　)

A. 粉红色　　　　　　　B. 浅绿色　　　　　　　C. 红色

D. 橘黄色　　　　　　E. 紫蓝色

B 型题

备选答案(第 20～24 题)

　　A. 嗜银性　　　　　B. 亲银性　　　　　　C. 嗜酸性

　　D. 嗜碱性　　　　　E. 异染性

17. 细胞能够将硝酸银还原称(　　)

18. 细胞银染中,加入还原剂,可使银盐还原沉淀黑色称为(　　)

19. 蓝色碱性染料将组织中的糖胺多糖染成紫红色的色变现象称为(　　)

20. 细胞内的物质被苏木精染成蓝色,称其具有(　　)

21. 细胞内的物质被伊红染成红色,称其具有(　　)

二、判断题

1. 组织是众多细胞由细胞外基质组合在一起的细胞群体。

2. 细胞外基质是由细胞产生的非细胞物质,具有支持、联系、保护、营养细胞的作用,并参与构成细胞生存的微环境。

3. 超微结构是指用光学显微镜观察到的结构。

4. 组织切片所显示的是细胞、组织和器官的三维图像。

5. 观察细胞表面结构用扫描电镜,观察细胞内部的结构用透射电镜。

6. 器官的组成应包括几种不同的基本组织。

三、名词解释

1. 组织　2. 嗜酸性　3. 嗜碱性　4. 异染性

四、填空题

1. 组织是由_____和_____构成。

2. 基本组织包括 _____、_____、_____和_____。

3. HE 染色中,H 代表 _____,E 代表_____,前者可把细胞核染成_____,后者可把细胞质染成_____。

4. 免疫组化的基本原理是_____。

五、问答题

1. 简述石蜡切片的制作过程。

2. 简述 HE 染色的结果。

参考答案

第二章

上皮组织

目标要求

1. 掌握上皮组织的一般特点和分类,各种被覆上皮的结构特点、分布与功能意义。
2. 了解上皮组织特殊结构的光镜、电镜结构特点、分布、功能意义,连接复合体;腺细胞、腺上皮和腺的概念,外分泌腺的形态、结构、分类。

一、概述

(一)上皮组织的一般特征

细胞多而密集,细胞间质少

上皮细胞呈明显的极性,指细胞的不同面上结构和功能具有差别,朝向表面或
  管腔面称为游离面,与其相对的另一面附着在结缔组织上称为基底面

上皮组织无血管,营养物质来自结缔组织中的组织液

上皮组织中有丰富的神经末梢

(二)分类

根据上皮组织的形态和功能分类。

被覆上皮:覆盖于体表或衬附于体内腔、管及囊的内面。

腺上皮:以分泌功能为主的上皮。

感觉上皮:具有特殊感受功能的上皮。

二、被覆上皮

即一般所通称的上皮组织,它排列成膜状,广泛覆盖于身体的表面及衬附于体内腔

面及有腔器官内表面。

（一）分类原则

细胞的层次：单层、复层
表层细胞的形态（侧面观）：扁平、立方形、柱状

（二）被覆上皮的类型

单层上皮 {
　单层扁平上皮
　单层立方上皮
　单层柱状上皮
　假复层纤毛柱状上皮
}

复层上皮 {
　复层扁平上皮
　复层柱状上皮
　变移上皮
}

1. 单层扁平上皮

由一层扁平细胞组成。

形态 {
　表面观：呈多边形，核扁圆，位于细胞的中央
　侧面观：扁平形，细胞核处稍厚
}

分布 {
　内皮：分布在心血管内表面
　间皮：分布在胸膜、腹膜及心包膜表面
　其他：分布在肺泡壁、肾小囊壁层、肾小管细段等处
}

功能：薄而光滑，可减少血液或淋巴流动的阻力，便于脏器活动，减少摩擦，且有利
　　　于内外物质交换

2. 单层立方上皮

由一层立方形细胞组成。

形态 {
　表面观：细胞呈多边形
　侧面观：细胞呈立方形，核为圆形，居中
}

分布：肾小管、甲状腺等处
功能：吸收或分泌等功能

3. 单层柱状上皮

由一层柱状细胞组成。

形态 {
　平面观：细胞呈多边形
　侧面观：细胞呈高柱状，核为椭圆形，与细胞长轴平行，位于细胞的基底部
}

分布：胃、肠、子宫、输卵管等处的管腔面
功能：分泌和吸收

4. 假复层纤毛柱状上皮

　形态结构：由柱状、梭形、杯状、锥体形细胞组成。它们的基底部都位于基膜上，只
　　　　　有柱状细胞和杯状细胞可达游离面。由于细胞高低不等，细胞核的位置
　　　　　也高低不等，切面上很像复层。但到达游离面的柱状细胞表面有纤
　　　　　毛，故称假复层纤毛柱状上皮

　分布：呼吸道的内表面

　功能：保护、分泌

5. 复层扁平上皮

　形态结构：由多层不同形态的细胞组成，表层为扁平形细胞；中间层由数层多边形
　　　　　细胞组成；基底层为矮柱状细胞

　分布与分类　角化的复层扁平上皮：皮肤的表面（表皮）

　　　　　　　未角化的复层扁平上皮：口腔、食管、阴道等的腔面

　功能：耐摩擦，保护功能强

6. 复层柱状上皮

　形态结构：浅层为一层排列较整齐的柱状细胞，深层为一层或几层多边形的细胞

　分布：眼睑及男性尿道等处

　功能：润滑、保护等功能

7. 变移上皮

　形态结构：为复层上皮，其厚度可随功能状态的不同而变化。基底层细胞呈矮柱状
　　　　　或立方形；中间层细胞呈多边形；表层细胞较大，呈长方形或矩形，细胞
　　　　　核大呈扁椭圆形，居中，有的细胞含两个细胞核

　分布：泌尿管道的内表面

　功能：保护

三、腺上皮和腺

（一）基本概念

1. 腺上皮

机体内以分泌功能为主的上皮称为腺上皮。

2. 腺

以腺上皮为主组成的器官称为腺。

3. 腺的分类

　外分泌腺：形成的腺具有导管通向器官的腔内或身体的表面，分泌物经导管排出

　内分泌腺：形成的腺无导管，分泌物经血液或淋巴液输送至靶器官

（二）外分泌腺的结构和分类

1. 按形态结构分类

单细胞腺：如分泌黏液的杯状细胞就是单细胞腺

多细胞腺：人体大多数的外分泌腺均是多细胞腺，一般由分泌部和导管部两部分组成

2. 按分泌物性质分类

浆液性腺：分泌部完全由浆液性腺泡构成的腺体

黏液性腺：分泌部完全由黏液性腺泡构成的腺体

混合性腺：由两种腺泡共同构成的腺体

3. 腺细胞类型

浆液性细胞：细胞多为锥体形，核圆、居中或靠近基底部，顶部胞质含嗜酸性酶原颗粒，基底部胞质呈强嗜碱性；电镜下胞质内含大量的粗面内质网、游离核糖体和高尔基复合体。分泌含酶的稀薄液体

黏液性细胞：细胞呈矮柱状或锥体形，核扁、位于细胞基底部，核周少量胞质呈嗜碱性，大部分胞质呈泡沫状；电镜下胞质内可见粗面内质网、高尔基复合体和粗大的黏原颗粒。分泌黏液

这两种腺细胞可以分别组成浆液性腺泡和黏液性腺泡。

四、上皮细胞的特殊结构

（一）上皮细胞的游离面

1. 微绒毛

细胞膜和细胞质向游离面伸出的细小指状突起，中轴内含有许多纵行微丝，形成光镜下的纹状缘或刷状缘。功能为扩大细胞的表面积，有利于物质吸收。

2. 纤毛

纤毛也是上皮细胞顶端胞膜和胞质向表面伸出的突起，比微绒毛粗、长，光镜下可见，中轴内含纵行微管，能有节律地摆动。

（二）上皮细胞的侧面

1. 紧密连接

位于上皮细胞之间近游离端，呈箍状环绕细胞，相邻细胞的细胞膜外呈点状融合，既起到机械性连接作用，又可封闭细胞间的游离端，防止大分子物质进入细胞间隙，防止组织液流失。

2. 中间连接

位于紧密连接带的下方,呈长短不等的带状,细胞间存在 15～20 nm 的间隙,内有丝状物连接相邻细胞膜,在胞质内有横行的微丝组成终末网,起支持作用。

3. 桥粒

最常见的一种细胞连接方式,呈斑状位于中间连接的深部。相邻细胞膜间有 20～30 nm 的裂隙,其中有丝状物相互交织,并形成一条平行的中间线;两细胞膜内侧各有一椭圆形致密结构称为附着板,胞质中有折成襻状的张力丝附着于板上,起支持作用。

4. 缝隙连接

位于桥粒的深面,呈平板状。相邻细胞膜之间有 2 nm 的裂隙,可见许多间隔大致相等的连接点,连接点是两细胞膜中的镶嵌蛋白组成的一个六角形的小管,使相邻细胞借中央小管相通,有利于离子交换,可传递化学信息和电冲动。

5. 连接复合体

两种或两种以上细胞连接同时出现,即称为连接复合体。

(三)上皮细胞基底面

1. 基膜

位置:位于上皮细胞的基底面与结缔组织之间,厚度各不相同
结构:电镜下由基板和网板(有的基膜无此层)组成
功能:起支持、连接和半透膜的作用

2. 质膜内褶

位置:上皮细胞基部
结构:细胞膜向细胞内凹陷而成的结构,凹陷的细胞质内含大量线粒体
功能:扩大了细胞基底部表面积,有利于离子和水转运

3. 半桥粒

位置:上皮细胞基底面与基膜接触处
结构:为桥粒的一半,只见于上皮细胞膜内侧有附着板及张力丝的结构
功能:加强上皮细胞与基膜的连接

考核要点

一、单项选择题

A 型题

1. 关于呼吸道假复层纤毛柱状上皮的结构特点,下列哪一项是错误的(　　)

A. 细胞表面均有纤毛　　　　　　B. 所有细胞都附着于基膜上

C. 可归为单层上皮　　　　　　　D. 细胞形状高矮不等

E. 具有分泌和保护功能

2. 关于质膜内褶的描述,哪一项是错误的(　　)

A. 上皮的基底面的细胞膜向胞质内形成的内褶

B. 在胞膜内褶附近的细胞质含有许多线粒体

C. 可扩大细胞表面积,加强水和电解质的吸收

D. 加强与基膜的连接

E. 分布于肾近端和远端小管基底面

3. 关于黏液性腺细胞的特点,哪项是错误的(　　)

A. 细胞基底部染色呈嗜碱性　　　　B. 核常呈扁形,位于基底部

C. 细胞顶部含有丰富的酶原颗粒　　D. 分泌物呈 PAS 反应阳性

E. HE 染色标本多呈泡沫状

4. 关于浆液性腺细胞的特点,哪一项是错误的(　　)

A. 细胞呈锥体形　　　　　　　B. 核圆形位于细胞基底部

C. 细胞基底部染色呈嗜碱性　　D. 顶部充满酶原颗粒

E. 颗粒呈 PAS 反应阳性

5. 下列哪一项不是复层扁平上皮的特点(　　)

A. 由多层细胞组成　　B. 表层细胞为扁平形　　C. 中间层为多边形细胞

D. 表层细胞会不断脱落　　E. 基底层细胞为矮柱状,细胞质嗜酸性较强

6. 关于微绒毛的描述,哪一项正确(　　)

A. 光镜下清晰可见　　　　　　B. 电镜下可见其表面为细胞膜,内有微管

C. 微绒毛能向某一方向规律摆动　　D. 微绒毛之间以紧密连接相连

E. 微绒毛与细胞的吸收功能有关

7. 关于上皮组织的结构特点,哪一项是错误的(　　)

A. 细胞排列紧密,细胞间质少　　　　B. 覆盖于体表或衬于有腔器官的腔面

C. 上皮组织可陷入结缔组织形成腺体　　D. 上皮有极性,可分为游离面和基底面

E. 上皮组织内有血管和神经分布

8. 关于复层扁平上皮的特点,哪项是错误的(　　)

A. 细胞层次多,是最厚的一种上皮　　B. 按细胞的形态可分为基层、中层和表层

C. 细胞间隙大,有时可见毛细血管伸入　　D. 基底面凸凹不平

E. 基层细胞借半桥粒与基膜连接

9. 下列哪一项不是上皮组织的特点(　　)

A. 分被覆上皮、腺上皮和感觉上皮　　B. 分布于有腔器官的腔面

C. 含丰富血管、神经　　　　　　D. 具有保护作用

E. 有些具有感觉功能

10. 假复层纤毛柱状上皮分布于(　　)

A. 外耳道　　　　　　B. 输精管　　　　　　C. 输卵管

D. 气管　　　　　　　　E. 胆囊

11. 杯状细胞见于下列哪些上皮内(　　)

    A. 单层柱状上皮和复层扁平上皮

    B. 复层柱状上皮和单层立方上皮

    C. 单层立方上皮和假复层纤毛柱状上皮

    D. 假复层纤毛柱状上皮和复层扁平上皮

    E. 单层柱状上皮和假复层纤毛柱状上皮

12. 关于微绒毛以下哪项是正确的(　　)

    A. 只见于上皮细胞的表面　　　　　　B. 光镜下均能看到

    C. 内有纵向配布的微管　　　　　　　D. 可伸长或缩短

    E. 上皮细胞表面的微绒毛数量和长短相同

13. 单层柱状上皮细胞间连接结构由浅至深一般依次是(　　)

    A. 桥粒,紧密连接,中间连接　　　　　B. 紧密连接,中间连接,桥粒

    C. 中间连接,桥粒,紧密连接　　　　　D. 紧密连接,桥粒,中间连接

    E. 桥粒,中间连接,紧密连接

14. 浆液性腺细胞的分泌物一般是(　　)

    A. 较黏稠,含有酶　　　B. 较黏稠,含糖脂　　　C. 较稀薄,含有酶

    D. 较稀薄,含糖脂　　　E. 较稀薄,含有蛋白多糖

15. 分泌蛋白质旺盛的细胞中,常含有(　　)

    A. 发达的高尔基复合体和丰富的线粒体

    B. 发达的高尔基复合体和丰富的粗面内质网

    C. 发达的高尔基复合体和丰富的滑面内质网

    D. 大量的核糖体和丰富的线粒体

    E. 丰富的滑面内质网和溶酶体

16. 人气管黏膜的上皮是(　　)

    A. 单层柱状上皮　　　B. 单层扁平上皮　　　C. 假复层纤毛柱状上皮

    D. 未角化复层扁平上皮　E. 复层扁平上皮

17. 关于上皮组织的功能,下列哪项错误(　　)

    A. 保护　　　　　　B. 吸收　　　　　　C. 分泌

    D. 营养　　　　　　E. 排泄

18. 关于基膜的功能,下列哪项错误(　　)

    A. 支持上皮组织　　　B. 连接上皮组织　　　C. 作为半透膜进行物质交换

    D. 营养上皮组织　　　E. 诱导上皮细胞移动并影响细胞分化

19. 关于变移上皮的特点,下列哪项错误(　　)

    A. 分布于大部分的泌尿管道　B. 表层细胞有的可含两个核

    C. 表层细胞可角化　　　　　D. 表层细胞有防止尿液侵蚀的作用

E. 细胞的层次和形状随器官的胀缩而改变

20. 关于纤毛的描述,下列哪项错误(　　)

    A. 纤毛表面为细胞膜,内为细胞质,含有纵行的微管

    B. 微管的排列,外周为 9 组双联微管,中央为 2 条完整的单微管

    C. 纤毛的微管下连于基体

    D. 纤毛较微绒毛细而长

    E. 纤毛的摆动与双联管的滑行有关

21. 闭锁小带是(　　)

    A. 中间连接　　　　　　B. 缝隙连接　　　　　　　C. 连接复合体

    D. 紧密连接　　　　　　E. 桥粒

22. 光镜下所见的纹状缘和刷状缘,电镜下可见是密集排列的(　　)

    A. 微丝　　　　　　　　B. 微管　　　　　　　　　C. 微绒毛

    D. 纤毛　　　　　　　　E. 张力丝

23. 上皮组织附着于基膜是借(　　)

    A. 缝隙连接　　　　　　B. 桥粒　　　　　　　　　C. 基膜的黏性

    D. 紧密连接　　　　　　E. 半桥粒

24. 多细胞腺的组成包括(　　)

    A. 黏液性腺泡、浆液性腺泡和混合性腺泡

    B. 黏液性细胞、浆液性细胞和混合性腺泡

    C. 分泌部和导管部

    D. 分泌部和分泌管

    E. 腺泡和分泌管

25. 缝隙连接为上皮细胞之间的连接结构,其主要功能是(　　)

    A. 与细胞的运动有关　　B. 起固定作用　　　　　　C. 黏着作用

    D. 限制大分子物质通过　E. 与细胞间传递化学信息有关

26. 内分泌腺和外分泌腺是根据哪项进行分类的(　　)

    A. 分泌物的化学成分　　B. 分泌物的性质　　　　　C. 有无腺泡

    D. 有无导管　　　　　　E. 合成分泌物所需物质的来源

27. 有关纤毛与微绒毛的区别,下列哪项不正确(　　)

    A. 前者较长,后者较短

    B. 前者能运动,后者不能运动

    C. 前者表面有细胞膜,后者没有细胞膜

    D. 前者内含微管,后者内含微丝

    E. 前者可摆动以推送黏附物,后者为扩大吸收面积

28. 下列哪种上皮为假复层纤毛柱状上皮(　　)

    A. 小肠腔面的上段　　　B. 心、血管腔面的上皮　　C. 膀胱腔面的上皮

　　D.气管腔面的上皮　　　E.甲状腺滤泡上皮

29.下列哪种上皮属于变移上皮(　　)

　　A.小肠腔面的上皮　　　B.心、血管腔面的上皮　　　C.膀胱腔面的上皮

　　D.气管腔面的上皮　　　E.甲状腺滤泡上皮

30.哪个部位的上皮细胞游离面有明显的微绒毛(　　)

　　A.小肠　　　　　　　　B.气管　　　　　　　　　C.血管

　　D.输尿管　　　　　　　E.甲状腺滤泡

31.内分泌腺是(　　)

　　A.有导管腺　　　　　　B.无导管腺　　　　　　　C.单腺

　　D.复腺　　　　　　　　E.混合性腺

32.复层扁平上皮细胞间最多见的连接是(　　)

　　A.紧密连接　　　　　　B.中间连接　　　　　　　C.桥粒

　　D.缝隙连接　　　　　　E.以上均不是

33.关于紧密连接的结构,下列哪项错误(　　)

　　A.又称闭锁连接

　　B.呈点状、斑状或带状

　　C.常见于单层柱状上皮和单层立方上皮

　　D.位于两相邻上皮细胞侧面的顶端

　　E.与传递化学信息有关

34.关于基膜的描述,哪项错误(　　)

　　A.由基板和网板构成,它们均为上皮细胞的产物

　　B.位于上皮与结缔组织的连接面上

　　C.PAS 反应阳性

　　D.是物质透过的半透膜

　　E.有一定的张力和伸展性

35.单层扁平上皮不分布于(　　)

　　A.心脏　　　　　　　　B.胸膜　　　　　　　　　C.肺泡

　　D.肾小囊壁层　　　　　E.肾近端小管

36.上皮组织的功能不包括(　　)

　　A.保护　　　　　　　　B.吸收　　　　　　　　　C.分泌与排泄

　　D.感觉　　　　　　　　E.运动

37.质膜内褶位于(　　)

　　A.上皮细胞游离面　　　B.上皮细胞侧面的顶部　　C.上皮细胞侧面的中间部

　　D.上皮细胞侧面的底部　E.上皮细胞的基底面

38.有关浆液性细胞的特点,下列哪项错误(　　)

　　A.大多呈锥体状或柱状

B. 核为圆形,靠近细胞基底部

C. HE 染色基底部胞质呈蓝色

D. HE 染色顶部胞质呈红色

E. 这类细胞的分泌物为糖蛋白

39. 对纹状缘的描述中,哪一项是正确的(　　)

A. 光镜下其组成清晰可辨

B. 是由一些细丝状结构排列而成的

C. 有清除细菌的作用

D. 分布于小肠及肾小管上皮

E. 可扩大接触面积

40. 下列哪一项不是变移上皮的特点(　　)

A. 分布于大部分排尿管道的腔面

B. 属于复层上皮

C. 表层的一个细胞可覆盖中间层的几个细胞

D. 上皮各处厚薄不一,因其与结缔组织的连接面常起伏不平

E. 上皮形态常随所在器官的功能状态而变化

41. 上皮细胞侧面不存在哪一种细胞连接(　　)

A. 中间连接　　　　　B. 桥粒　　　　　　C. 半桥粒

D. 紧密连接　　　　　E. 缝隙连接

B 型题

备选答案(第42～46题)

A. 单柱　　　　　　　B. 单立　　　　　　C. 内皮

D. 间皮　　　　　　　E. 假复层纤毛柱状上皮

42. 分布于心脏、血管的腔面(　　)

43. 分布于胸腹膜和心包膜(　　)

44. 分布于胃肠管道的腔面(　　)

45. 分布于呼吸管道的腔面(　　)

46. 分布于甲状腺滤泡内面(　　)

备选答案(第47～51题)

A. 甲状腺滤泡上皮　　B. 呼吸道上皮　　　C. 皮肤的表皮

D. 肾小管的上皮　　　E. 肾盂、肾盏的上皮

47. 能借助特殊结构清除细菌、黏液(　　)

48. 具有分泌功能,也可属于腺上皮(　　)

49. 质膜内褶发达,具有活跃的吸收功能(　　)

50. 表层细胞角化并不断脱落(　　)

51. 与深层组织的连接面起伏不平(　　)

备选答案(第52~55题)

  A. 外分泌腺　　　　　　B. 内分泌腺　　　　　　C. 单细胞腺

  D. 腺上皮　　　　　　　E. 黏液腺

52. 分泌物不经导管,直接进入体液(　　　)

53. 汗腺属于(　　　)

54. 腺细胞周围具有丰富的毛细血管(　　　)

55. 根据分泌部的形状可分为管状腺、泡状腺、管泡状腺(　　　)

备选答案(第56~62题)

  A. 紧密连接　　　　　　B. 中间连接　　　　　　C. 桥粒

  D. 半桥粒　　　　　　　E. 缝隙连接

56. 复层扁平上皮中最常见的连接(　　　)

57. 连接区细胞膜的胞质面有致密物组成的附着板(　　　)

58. 连接呈环形带状,连接区细胞质面有细丝附着(　　　)

59. 能够传递化学信息(　　　)

60. 将复层扁平上皮固定于基膜上(　　　)

61. 靠近上皮细胞游离面,封闭细胞(　　　)

62. 连接区相邻细胞膜间有小管通连(　　　)

二、判断题

1. 变移上皮存在于两种不同上皮的移行处。

2. 连接复合体见于上皮细胞与其下的基膜之间的许多部位。

3. 微绒毛构成小肠和大肠的刷状缘。

4. 内分泌腺无导管,腺细胞的分泌物可直接排入血管或淋巴管。

5. 上皮细胞的极性是指上皮细胞可分游离面和基底面。

6. 上皮具有保护、吸收、分泌、排泄、感觉等功能,但在不同部位和器官常以某种功能为主。

7. 复层上皮的分类和命名是根据浅层细胞的形状而定的。

8. 只有假复层纤毛柱状上皮有纤毛,其他类型上皮均无纤毛。

9. 复层扁平上皮由多层细胞组成,但分布部位不同其厚度也不同。

10. 单层扁平上皮除构成内皮和间皮外,还可见于其他一些器官。

11. 假复层上皮的特点是所有细胞顶部均伸到腔面,而大部分细胞的基部附着在基膜上。

12. 只有上皮组织密集排列的细胞间有连接结构,其他组织的细胞间均不形成连接结构。

13. 外分泌腺和内分泌腺的发生都是由胚胎时期的上皮向深部生长分化形成的。

14. 电镜下的基膜可见到基板和网板两层,但有些基膜仅有网板而无基板。

15. 被覆上皮细胞排列紧密,其间有丰富的神经末梢和少量毛细血管。

16.纤毛和微绒毛在光镜下称为纹状缘或刷状缘。

17.具有分泌功能的上皮称为腺上皮。

18.部分腺的导管除排出分泌物外,尚具有吸收水和电解质及排泄的功能。

三、名词解释

1.连接复合体　2.内分泌腺　3.外分泌腺

四、填空题

1.内皮是指_____,间皮是指_____。

2.上皮组织按功能可分为_____、_____和_____三类。

3 上皮细胞侧面的连接方式有_____、_____、_____和_____。

4.外分泌腺按分泌物性质可分为_____、_____和_____。

五、问答题

1.简述上皮组织的结构特点。

2.简述纤毛与微绒毛的区别。

参考答案

第三章

结缔组织

目标要求

1. 掌握结缔组织的特点和分类。
2. 掌握疏松结缔组织四种主要细胞的形态功能;三种纤维的形态与理化特征;基质的主要成分及作用。
3. 掌握血液有形成分的结构、功能和在血液中的正常值。
4. 掌握透明软骨的结构与功能,了解弹性软骨与纤维软骨的结构特点。
5. 掌握骨组织的结构,了解其发生。

一、概述

(一)结缔组织的一般特点

细胞数量少,种类多,无极性,散在于细胞外基质中
细胞外基质多,形式多样,由基质和纤维构成
起源于胚胎时期的中胚层间充质

(二)分类及功能

固有结缔组织:一般所称的结缔组织,又分为疏松结缔组织、致密结缔组织、脂肪组织和网状组织,具有支持连接、防御保护、营养修复等功能
软骨和骨:主要构成机体的支架,具有支持、保护的作用
血液:具有防御、保护、营养等功能

二、固有结缔组织

（一）疏松结缔组织

又称蜂窝组织。

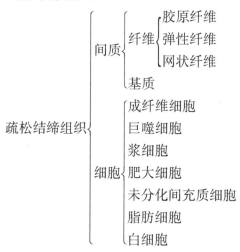

1. 基质

（1）为无定形胶质状，充满于纤维、细胞之间。

（2）化学成分主要为蛋白多糖。

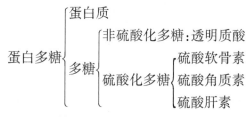

（3）分子筛：以透明质酸为主干，其他多糖分子和蛋白质结合构成的亚单位通过连接蛋白结合在主干上，形成了具有许多微孔隙的分子筛。对病原微生物和异体大分子起屏障作用。

（4）组织液：基质中含有由毛细血管渗出的部分血浆成分，叫作组织液。体内的各种细胞可通过组织液和血液进行物质交换，基质中的组织液含量增多或减少可导致组织水肿或脱水。

2. 纤维

包埋在基质内，具有 3 种类型。

（1）胶原纤维：数量最多，新鲜时呈白色，又称白纤维。光镜下纤维较粗，呈波浪状，常成束存在，HE 染色呈嗜酸性，着浅红色。电镜下由更细的胶原原纤维平行排列组成，呈现出明、暗相间的周期性横纹。化学成分是胶原蛋白，具有很强的韧性，抗拉力强。

（2）弹性纤维：数量较多，新鲜时呈黄色，又称黄纤维。光镜下纤维较细，有分支并连接成网，用醛品红或地衣红染色时显紫色或棕褐色。化学成分是弹性蛋白，具有很强的弹性。

（3）网状纤维：数量最少，HE 染色不显示，用硝酸银镀染，可染成黑色，因此又称嗜银纤维。光镜下很细，有分支并连接成网。电镜下亦呈现出周期性横纹，由胶原蛋白构成。

胶原纤维和弹性纤维在疏松结缔组织中交织成网，使该组织既有韧性，又有弹性。网状纤维主要分布在结缔组织和其他组织交界处，如基膜的网板、造血器官、内分泌腺及毛细血管的周围等。

3. 细胞

（1）成纤维细胞：是疏松结缔组织的主要细胞，数量多，分布广。处于功能静止期的称为纤维细胞。光镜下细胞呈扁平形，有突起，胞质呈弱嗜碱性，核大，染色浅。电镜下粗面内质网和游离核糖体丰富，高尔基复合体发达。可产生纤维和基质。

（2）巨噬细胞：来源于血液内的单核细胞，又称组织细胞，数量多，分布广。光镜下形态不规则，有短小突起，胞质嗜酸性，核小，染色深。电镜下细胞表面具有许多皱褶、小泡和微绒毛，胞质内含大量的溶酶体、吞噬体、吞饮小泡和残余体。

功能 ｛变形运动和趋化性
吞噬功能：特异性吞噬和非特异性吞噬
分泌功能：分泌干扰素、补体、白细胞介素-1
参与免疫应答：抗原提呈

（3）浆细胞：来源于 B 淋巴细胞。光镜下细胞呈圆形或椭圆形，细胞质呈强嗜碱性，细胞核常偏于细胞一侧，核内染色质呈辐射状排列，形似车轮状，核旁有一浅染区。电镜下胞质内有丰富的粗面内质网和发达的高尔基复合体。

功能：产生免疫球蛋白，或称抗体，参与机体体液免疫。

（4）肥大细胞：光镜下胞体较大，呈圆形或椭圆形，细胞核圆形且小，居中，染色浅。胞质内充满粗大的嗜碱性颗粒，此颗粒具有异染性，可被甲苯胺蓝染成红紫色。电镜下颗粒大小不等，呈圆形或卵圆形，单位膜包裹，内含有许多细小的微粒。颗粒内含肝素、组胺、白三烯和嗜酸性粒细胞趋化因子，以上物质与过敏反应有关。

（5）未分化间充质细胞：多分布在血管壁的周围，是一种原始、幼稚的细胞，在形态上很难与成纤维细胞区分。机体受伤后修复的过程中，这些细胞可分化为成纤维细胞、平滑肌细胞、脂肪细胞及血管内皮细胞等多种细胞。

（6）脂肪细胞：呈球形或卵圆形，胞质内富含脂滴，胞核被挤到细胞一侧，HE 染色标本上呈空泡状。

（7）白细胞：穿出毛细血管壁游走到结缔组织中，多为中性粒细胞、淋巴细胞和嗜酸性粒细胞。

（二）致密结缔组织

1. 结构特点

纤维成分发达,基质和细胞很少。

2. 分类

$$致密结缔组织\begin{cases}规则致密结缔组织:肌腱、韧带\\不规则致密结缔组织:真皮、巩膜\\弹性组织:项韧带、黄韧带、弹性动脉中膜\end{cases}$$

（三）脂肪组织

1. 结构特点

由大量脂肪细胞密集排列构成,被疏松结缔组织分隔成小叶。

2. 分类

$$脂肪组织\begin{cases}黄色脂肪组织:由单泡脂肪细胞构成,分布于皮下、大网膜、肠系膜等处\\棕色脂肪组织:由多泡脂肪细胞构成,分布于新生儿肩胛部、腋窝和颈\\\qquad\qquad\quad后部\end{cases}$$

（四）网状组织

由网状细胞、网状纤维和基质组成。分布于骨髓、脾、淋巴结等处,为血细胞发生和淋巴细胞发育提供微环境。

三、软骨和骨

（一）软骨

1. 基本概念

（1）软骨:由软骨组织及周围的软骨膜构成。

（2）软骨组织:由软骨细胞和软骨基质构成。

2. 软骨组织的结构

（1）软骨细胞:包埋在软骨基质中,所在腔隙称软骨陷窝。软骨周边的软骨细胞较幼稚,体积较小,单个分布;越靠近中央,细胞越成熟,体积越大,成群分布,称为同源细胞群。光镜下,胞质呈弱嗜碱性,核小而圆;电镜下,胞质内含丰富的粗面内质网和发达的高尔基复合体。具有分泌基质和纤维的能力。

（2）软骨基质:由纤维和基质组成。基质呈透明凝胶状态,含蛋白多糖和水。纤维的种类及多少因软骨的类型而异。

3. 软骨组织的类型

（1）透明软骨：分布于肋软骨、呼吸道软骨及关节软骨等处，纤维成分是交织排列的胶原原纤维，有一定的弹性和韧性。

（2）纤维软骨：分布于椎间盘、关节盘及耻骨联合等处，纤维成分是大量平行或交叉排列的胶原纤维束，具有较强的韧性。

（3）弹性软骨：分布于耳郭、咽喉及会厌等处，含大量交织分布的弹性纤维，具有较强的弹性。

4. 软骨膜

软骨表面被覆的薄层致密结缔组织，分为内外两层，外层以胶原纤维为主，主要起保护作用；内层含骨祖细胞，可分化为成软骨细胞。

5. 软骨的生长

（1）软骨膜下生长：软骨膜内层骨祖细胞分化，使软骨从表面向周围扩大。

（2）软骨内生长：软骨内的软骨细胞分裂增殖，使软骨从内部生长扩大。

（二）骨

由骨组织、骨膜和骨髓构成。

1. 骨组织

由细胞和钙化的细胞外基质构成。

（1）细胞

种类
- 骨祖细胞：是干细胞，位于骨膜内，可分化为成骨细胞
- 成骨细胞：分布在骨组织表面，合成并分泌骨基质中的有机成分，形成类骨质，自身被包埋其中，转变为骨细胞
- 骨细胞：分散于骨板内或骨板间，所在的腔隙称为骨陷窝，突起所占的腔隙称为骨小管，骨陷窝借骨小管彼此相通。骨细胞参与调节血钙浓度
- 破骨细胞：分布于骨组织表面，由多个单核细胞融合而成，参与骨的生长和改建

（2）骨基质：简称骨质，是钙化的细胞外基质，包括有机成分和无机成分。结构呈板层状，称为骨板。

骨基质
- 有机成分：胶原纤维和基质
- 无机成分：骨盐，以钙、磷为主，存在形式是羟基磷灰石结晶

2. 长骨的结构

由骨干和骨骺构成，表面被覆骨膜，内部有骨髓腔。

（1）骨干：由密质骨构成。

$$\text{结构}\begin{cases}\text{环骨板:环绕在骨干内、外表面,分别称为内环骨板和外环骨板}\\ \text{骨单位:位于内、外环骨板之间,由 5～20 层同心圆排列的哈弗斯骨板围绕中}\\ \qquad\quad\text{央管构成}\\ \text{间骨板:位于骨单位之间,是骨生长和改建过程中未被吸收的残留部分}\end{cases}$$

（2）骨骺:由松质骨构成,表面有薄层密质骨,关节面上有透明软骨,内有小腔隙与骨髓腔相通。

（3）骨膜:被覆于骨的内、外表面的结缔组织,分别称为骨内膜和骨外膜。

$$\text{骨膜}\begin{cases}\text{骨外膜}\begin{cases}\text{外层:厚,纤维粗大密集}\\ \text{内层:薄,富含血管、神经及骨祖细胞}\end{cases}\\ \text{骨内膜:很薄,由一层扁平的骨祖细胞和少量结缔组织构成}\end{cases}$$

3.骨的发生和生长

$$\begin{cases}\text{骨发生的基本过程}\begin{cases}\text{骨组织的形成:与成骨细胞有关}\\ \text{骨组织的吸收:与破骨细胞有关}\end{cases}\\ \text{骨发生的方式}\begin{cases}\text{膜内成骨:由间充质细胞先分化形成原始结缔组织膜,然后在此膜}\\ \qquad\qquad\text{内成骨}\\ \text{软骨内成骨:在骨发生的部位先出现透明软骨的雏形,在成骨过程}\\ \qquad\qquad\text{中,软骨逐渐被骨替代}\end{cases}\\ \text{影响骨生长的因素:骨的生长发育除受遗传因素的控制外,也受激素、维生素和其}\\ \qquad\qquad\text{他活性物质的影响}\end{cases}$$

四、血液

血液是液态结缔组织,在心血管系统内流动,约占体重的 7%。血液由血浆和血细胞组成,血浆相当于结缔组织的细胞外基质,约占血液容积的 55%,血细胞约占血液容积的 45%,包括红细胞、白细胞和血小板。在正常生理情况下,血细胞的形态、数量和血红蛋白的含量是相对稳定的。血细胞形态结构的光镜观察,通常采用 Wright 或 Giemsa 染色的血涂片标本。血细胞分类和计数的正常值如下。

$$\text{血细胞}\begin{cases}\text{红细胞 350 万～550 万个/}\mu\text{L（mm}^3\text{）}\\ \text{白细胞 4000～10 000 个/}\mu\text{L（mm}^3\text{）}\begin{cases}\text{有粒白细胞}\\ \text{（粒细胞）}\begin{cases}\text{中性粒细胞 50\%～70\%}\\ \text{嗜酸性粒细胞 0.5\%～3.0\%}\\ \text{嗜碱性粒细胞 0～1.0\%}\end{cases}\\ \text{无粒白细胞}\begin{cases}\text{淋巴细胞 20\%～30\%}\\ \text{单核细胞 3\%～8\%}\end{cases}\end{cases}\\ \text{血小板 10 万～40 万个/}\mu\text{L（mm}^3\text{）}\end{cases}$$

血细胞形态、数量、比例和血红蛋白含量称为血象。患病时,血象常有显著变化,故检查血象对了解机体状况和诊断疾病十分重要。

（一）血浆

血浆是黏稠的淡黄色半透明液体，90%成分是水，其余为血浆蛋白、脂蛋白、糖、酶、维生素、无机盐等。若将血浆中的纤维蛋白原除掉，剩余的液体即血清，为淡黄色澄清透明液体。

（二）血液的有形成分

1.红细胞

（1）形态：直径7.0~8.5 μm，呈双凹圆盘状，中央较薄，周缘较厚，故在血涂片标本中中央染色较浅、周缘染色较深。

（2）结构：成熟红细胞无细胞核，也无细胞器，胞质内充满血红蛋白。血红蛋白是含铁的蛋白质，它具有结合与运输 O_2 和 CO_2 的功能。

（3）物理特性：红细胞有一定的弹性和可塑性，细胞通过毛细血管时可改变形状。红细胞的渗透压与血浆相等，使出入红细胞的水分维持平衡。

（4）网织红细胞：外周血中除大量成熟红细胞以外，还有少量未完全成熟的红细胞，称为网织红细胞，在成人为红细胞总数的0.5%~1.5%。用煌焦蓝作体外活体染色，可见网织红细胞的胞质内有染成蓝色的细网或颗粒，它是细胞内残留的核糖体，表明网织红细胞仍有一些合成血红蛋白的功能。网织红细胞的计数有一定临床意义，它是贫血等某些血液病的诊断、疗效判断和估计预后指标之一。

2.白细胞

为无色有核的球形细胞，体积比红细胞大，能做变形运动，具有防御和免疫功能。光镜下，根据白细胞胞质有无特殊颗粒，可将其分为有粒白细胞和无粒白细胞两类。有粒白细胞又根据颗粒的嗜色性，分为中性粒细胞、嗜酸性粒细胞和嗜碱性粒细胞。无粒白细胞有单核细胞和淋巴细胞两种。

（1）中性粒细胞：占白细胞总数的50%~70%，是白细胞中数量最多的一种。细胞呈球形，直径10~12 μm，核染色质呈团块状。核的形态多样，有的呈杆状，有的呈分叶状，叶间有细丝相连，细胞核一般为2~5叶，正常人以2~3叶者居多。在某些疾病情况下，核1~2叶的细胞增多，称为核左移；核4~5叶的细胞增多，称为核右移。中性粒细胞的胞质染成粉红色，含有许多细小的淡紫色及淡红色颗粒，颗粒可分为嗜天青颗粒和特殊颗粒两种。嗜天青颗粒较少，约占颗粒总数的20%，它是一种溶酶体，含有酸性磷酸酶和过氧化物酶等，能消化分解吞噬的异物；特殊颗粒数量多，约占颗粒总数的80%，内含碱性磷酸酶、吞噬素、溶菌酶等，吞噬素具有杀菌作用，溶菌酶能溶解细菌表面的糖蛋白。中性粒细胞具有活跃的变形运动和吞噬功能，在体内起着重要的防御作用。中性粒细胞吞噬细胞后，自身也常坏死，成为脓细胞。

（2）嗜酸性粒细胞：占白细胞总数的0.5%~3.0%。细胞呈球形，直径10~15 μm，核常为2叶，胞质内充满粗大、均匀、略带折光性的嗜酸性颗粒，染成橘红色。电镜下,颗粒多呈椭圆形,有膜包被,内含颗粒状基质和方形或长方形结晶体。颗粒内含有酸性磷酸酶、芳基硫酸酯酶、过氧化物酶和组胺酶等,因此它也是一种溶酶体。嗜酸性粒细胞也能做变形运动,并具有趋化性。它能吞噬抗原抗体复合物,释放组胺酶灭活组胺,从而减弱过敏反应。嗜酸性粒细胞还能借助抗体与某些寄生虫表面结合,释放颗粒内物质,杀灭寄生虫。故而嗜酸性粒细胞具有抗过敏和抗寄生虫作用。

(3)嗜碱性粒细胞:数量最少,占白细胞总数的 0 ~ 1%。细胞呈球形,直径 10 ~ 12 μm。胞核呈 S 形或不规则形,着色较浅,常被颗粒掩盖。胞质内含有嗜碱性颗粒,大小不等,分布不均,染成蓝紫色。电镜下,嗜碱性颗粒内充满细小微粒,呈均匀状或螺纹状分布。颗粒内含有肝素、组胺和白三烯,肝素具有抗凝血作用,组胺和白三烯参与过敏反应。嗜碱性粒细胞的功能与肥大细胞相似,两者的关系尚待研究。

(4)单核细胞:占白细胞总数的 3% ~ 8%。它是白细胞中体积最大的细胞。直径 14 ~ 20 μm,呈圆形或椭圆形。胞核呈卵圆形、肾形、马蹄形或不规则形等,核常偏位,染色较浅。胞质较多,呈弱嗜碱性,含有许多细小的嗜天青颗粒,使胞质染成灰蓝色。颗粒内含有过氧化物酶、酸性磷酸酶、非特异性酯酶和溶菌酶。单核细胞具有活跃的变形运动、明显的趋化性和一定的吞噬功能。单核细胞可分化为巨噬细胞。

(5)淋巴细胞:占白细胞总数的 20% ~ 30%,圆形或椭圆形,大小不等。直径 6 ~ 8 μm 的为小淋巴细胞,9 ~ 12 μm 的为中淋巴细胞,13 ~ 20 μm 的为大淋巴细胞。小淋巴细胞数量最多,细胞核呈圆形,一侧常有小凹陷,染色质致密呈块状,着色深,核占细胞的大部,胞质很少,在核周呈一窄缘,嗜碱性,染成蔚蓝色,含少量嗜天青颗粒。中淋巴细胞和大淋巴细胞的核呈椭圆形,染色质较疏松,故着色较浅,胞质较多,胞质内也可见少量嗜天青颗粒。根据它们的发生部位、表面特征、寿命长短和免疫功能的不同,至少可分为 T 细胞、B 细胞、杀伤(K)细胞和自然杀伤(NK)细胞 4 类。血液中的 T 细胞约占淋巴细胞总数的 75%,它参与细胞免疫,如排斥异体移植物、抗肿瘤等,并具有免疫调节功能。B 细胞占血中淋巴细胞总数的 10% ~ 15%,B 细胞受抗原刺激后增殖分化为浆细胞,产生抗体,参与体液免疫。

3. 血小板

它是骨髓中巨核细胞胞质脱落下来的小块。

(1)正常值:10 万 ~ 40 万/μL。

(2)形态

1)光镜(LM):直径 2 ~ 4 μm,呈双突扁盘状;当受到机械或化学刺激时,则伸出突起,呈不规则形。在血涂片中,血小板常呈多角形,聚集成群。血小板中央部分有着蓝紫色的颗粒,称为颗粒区;周边部呈均质浅蓝色,称为透明区。

2)电镜(EM):血小板的膜表面有糖衣,细胞内无核,但有小管系、线粒体、微丝和微管等细胞器,以及血小板颗粒和糖原颗粒等。

(3)功能:血小板在止血和凝血过程中起重要作用。血小板还有保护血管内皮、参与内皮修复、防止动脉粥样硬化的作用。血液中的血小板数低于 10 万/μL 为血小板减少,低于 5 万/μL 则有出血危险。

(三)血细胞的发生

1. 血细胞发生部位

(1)人胚第 2 周:卵黄囊血岛。

(2)人胚第 6 周:肝脏。

(3)人胚第 4 个月:脾脏。

(4)人胚第 5 个月:骨髓。

2. 骨髓的结构

(1)黄骨髓:为脂肪组织,无造血功能。

(2)红骨髓:由造血组织和血窦构成。造血组织由网状细胞和网状纤维构成支架,网孔中充满不同发育阶段的各种血细胞和少量造血干细胞、巨噬细胞等。

(3)造血诱导微环境:造血细胞赖以生长发育的环境,由血窦内皮细胞、网状细胞、巨噬细胞等共同构成。

3. 造血干细胞

又称多能干细胞,是各种血细胞的始祖。

特征 { 有很强的增殖潜能
具有多向分化能力,可分化为不同的造血祖细胞,又称定向干细胞
有自我复制能力

4. 血细胞发生的一般规律

(1)血细胞分化发育过程一般分三个阶段:原始阶段、幼稚阶段和成熟阶段。

(2)形态演变的一般规律:胞体由大变小,胞核由大变小,胞质由少变多,细胞分裂能力从有到无。

考核要点

一、单项选择题

A 型题

1. 疏松结缔组织中数量最多的细胞是( )

    A. 成纤维细胞   B. 巨噬细胞   C. 浆细胞

    D. 肥大细胞   E. 脂肪细胞

2. 构成分子筛的多糖成分中,下列何种成分含量最多( )

    A. 硫酸软骨素   B. 硫酸角质素   C. 肝素

    D. 透明质酸   E. 以上均不是

3. 具有产生纤维和基质功能的细胞是( )

A. 巨噬细胞   B. 肥大细胞   C. 浆细胞

D. 纤维细胞   E. 以上均不是

4. 关于巨噬细胞的特点下列哪项错误( )

    A. 一般为圆形或椭圆形   B. 具有吞噬、参与免疫应答及分泌功能

    C. 细胞核小,胞质嗜酸性   D. 由血液中单核细胞转化而来

    E. 电镜下胞质内可见大量粗面内质网和少量溶酶体

5. 关于肥大细胞的描述,下列哪项错误( )

    A. 为结缔组织中的游走细胞

    B. 胞质内含有大量嗜碱性颗粒,被甲苯胺蓝染成紫蓝色

    C. 胞质颗粒内含组胺、白三烯和嗜酸性粒细胞趋化因子

    D. 其作用与过敏反应有关

    E. 细胞为圆形或椭圆形

6. 疏松结缔组织中,胞质嗜碱性,核偏位,核染色质呈粗块状并靠近核膜的细胞是( )

    A. 成纤维细胞   B. 巨噬细胞   C. 肥大细胞

    D. 未分化的间充质细胞   E. 浆细胞

7. 关于浆细胞的描述,哪一项是错误的( )

    A. 细胞呈卵圆形   B. 胞浆嗜碱性   C. 细胞核常偏位

    D. 核旁有一浅染区   E. 参与细胞免疫

8. 浆细胞来源于( )

    A. B 淋巴细胞   B. T 淋巴细胞   C. 成纤维细胞

    D. 巨噬细胞   E. 肥大细胞

9. 具有嗜银性,且在电镜下可见周期性横纹的是( )

    A. 胶原纤维   B. 弹性纤维   C. 网状纤维

    D. 神经纤维   E. 神经原纤维

10. 巨噬细胞来源于( )

    A. B 淋巴细胞   B. T 淋巴细胞   C. 单核细胞

    D. 肥大细胞   E. 脂肪细胞

11. 关于浆细胞的描述,哪一项是错误的( )

    A. 细胞呈圆形或椭圆形   B. 来源于 B 淋巴细胞   C. 它能分泌抗体

    D. 细胞质呈强嗜酸性   E. 核圆形,常偏于一侧,核染色质呈辐射状排列

12. 成纤维细胞的电镜结构特点是( )

    A. 有大量的初级和次级溶酶体   B. 有大量平行排列的微管和微丝

    C. 含大量脂质颗粒   D. 有丰富的线粒体和中心体

    E. 有丰富的粗面内质网和发达的高尔基复合体

13. 疏松结缔组织铺片中见一细胞呈梭形,有突起,胞浆弱嗜碱性,核大色浅,核仁明

显。该细胞可能是(　　)

　　A.巨噬细胞　　　　　　B.成纤维细胞　　　　　　C.肥大细胞

　　D.浆细胞　　　　　　　E.脂肪细胞

14.参与体液免疫的细胞是(　　)

　　A.T 淋巴细胞　　　　　B.浆细胞　　　　　　　　C.肥大细胞

　　D.成纤维细胞　　　　　E.脂肪细胞

15.结缔组织来源于(　　)

　　A.内胚层　　　　　　　B.中胚层间充质　　　　　C.侧中胚层

　　D.间介中胚层　　　　　E.外胚层

16.以下哪一项不是成纤维细胞的特点(　　)

　　A.细胞呈多突扁平状　　　　　　B.细胞核大,呈卵圆形,染色浅

　　C.细胞质均匀一致,微嗜酸性　　D.细胞质内含 PAS 阳性的反应颗粒

　　E.静止状态时呈长梭形,核变小,染色深,称纤维细胞

17.以下哪一项不是肥大细胞的特点(　　)

　　A.细胞较大,呈圆形或椭圆形

　　B.细胞核圆形且小,染色浅

　　C.胞质内充满了粗大的嗜酸性异染性颗粒

　　D.电镜下可见颗粒内含细小的、呈点阵状或指纹状微粒

　　E.多位于血管周围,主要参与机体的过敏反应

18.对于网状组织的描述中,哪一项不完整(　　)

　　A.由网状细胞和网状纤维组成

　　B.网状细胞和网状纤维交织成网

　　C.主要构成淋巴器官的支架

　　D.主要构成造血组织和淋巴器官的支架

　　E.形成造血细胞增殖分化的微环境

19.关于疏松结缔组织结构特点,哪一项是错误的(　　)

　　A.细胞间质多　　　　　　　　　B.细胞分散于间质,无极性

　　C.细胞间质中含纤维和基质　　　D.来源于胚胎时期的间充质

　　E.细胞种类单一

20.浆细胞胞质嗜碱性是由于(　　)

　　A.含大量分泌颗粒　　B.含大量糖原　　　　　　C.粗面内质网发达

　　D.滑面内质网发达　　E.溶酶体多

21.胞质内含异染性颗粒的细胞是(　　)

　　A.巨噬细胞　　　　　　B.浆细胞　　　　　　　　C.肥大细胞

　　D.成纤维细胞　　　　　E.嗜酸性粒细胞

22.合成和分泌免疫球蛋白的细胞是(　　)

A.肥大细胞　　　　B.浆细胞　　　　　C.巨噬细胞

D.嗜酸性粒细胞　　E.成纤维细胞

23.以下那些细胞能排泌胞质内合成的物质(　　)

A.肥大细胞和浆细胞　B.浆细胞和巨噬细胞　C.巨噬细胞和成纤维细胞

D.成纤维细胞和肥大细胞　　E.以上都有

24.构成基质蛋白多糖的主干是(　　)

A.蛋白质　　　　　B.糖蛋白　　　　　C.糖胺多糖

D.透明质酸　　　　E.都不对

25.构成造血组织的支架是(　　)

A.网状纤维和网状细胞　B.网状纤维和胶原纤维　C.胶原纤维和成纤维细胞

D.血窦或淋巴窦　　E.网状纤维和巨噬细胞

26.破坏疏松结缔组织的酶是(　　)

A.脱氧核糖核酸酶　B.胶原酶　　　　　C.弹性蛋白酶

D.酸性磷酸酶　　　E.透明质酸酶

27.关于弹性纤维的特点,哪一项是错误的(　　)

A.弹性强,韧性差　B.新鲜时呈黄色　　C.HE 染色呈浅红色

D.由弹性蛋白和胶原蛋白共同组成　　E.被地衣红染成棕褐色

28.下列哪种细胞与免疫无关(　　)

A.单核细胞　　　　B.肥大细胞　　　　C.浆细胞

D.成纤维细胞　　　E.T 淋巴细胞

29.以下不产生纤维和基质的细胞是(　　)

A.成纤维细胞　　　B.成软骨细胞　　　C.成骨细胞

D.肥大细胞　　　　E.都不对

30.含可被银染色的纤维组织是(　　)

A.透明软骨　　　　B.骨组织　　　　　C.网状组织

D.致密结缔组织　　E.弹性组织

B 型题

备选答案(第31~35题)

A.浆细胞　　　　　B.成骨细胞　　　　C.破骨细胞

D.纤维细胞　　　　E.肥大细胞

31.参与机体过敏反应的细胞是(　　)

32.分泌免疫球蛋白的细胞是(　　)

33.可产生纤维和基质的细胞是(　　)

34.处于静止功能状态的细胞是(　　)

35.属于单核吞噬细胞系统的是(　　)

备选答案（第36～40题）

    A. 致密结缔组织   B. 透明软骨   C. 纤维软骨

    D. 疏松结缔组织   E. 网状组织

36. 细胞间质内含粗大的胶原纤维束（   ）

37. 细胞间质内含胶原纤维（   ）

38. 细胞间质内主要含银染的网状纤维（   ）

39. 细胞周围含大量异染性细胞间质（   ）

40. 细胞间质内含3种不同的纤维（   ）

备选答案（第41～44题）

    A. 网状纤维   B. 胶原纤维   C. 弹性纤维

    D. 胶原原纤维   E. 胶原纤维束

41. 骨板中的纤维是（   ）

42. 与腱细胞构成肌腱的是（   ）

43. 被醛复红染成紫色的是（   ）

44. 称为嗜银性纤维的是（   ）

备选答案（第45～48题）

    A. 单核细胞   B. 浆细胞   C. 红细胞

    D. 肥大细胞   E. 巨噬细胞

45. 与产生免疫球蛋白有关的细胞是（   ）

46. 含特殊颗粒的细胞是（   ）

47. 含异染性颗粒的细胞是（   ）

48. 含血红蛋白的细胞是（   ）

备选答案（第49～54题）

    A. 肥大细胞   B. 成纤维细胞   C. 浆细胞

    D. 中性粒细胞   E. 红细胞

49. 参与创伤修复的细胞是（   ）

50. 产生抗体的细胞是（   ）

51. 脓细胞的前身细胞是（   ）

52. 参与过敏反应的细胞是（   ）

53. 颗粒内含有肝素的细胞是（   ）

54. 含血红蛋白的细胞是（   ）

备选答案（第55～59题）

    A. 胶原纤维   B. 弹性纤维   C. 网状纤维

    D. 肌原纤维   E. 神经纤维

55. 银染呈棕黑色，电镜下可见周期性横纹（   ）

56. 韧性大、抗拉力强（   ）

57. 由上千条粗细两种肌丝组成(　　)

58. 能传导神经冲动(　　)

59. 能拉长 1 倍,并可恢复原状(　　)

备选答案(第 60 ~ 64 题)

　　A. B 细胞　　　　　　B. T 细胞　　　　　　C. 巨核细胞

　　D. 嗜碱粒细胞　　　　E. 单核细胞

60. 产生血小板的是(　　)

61. 吞噬细菌、病毒的是(　　)

62. 参与体液免疫的是(　　)

63. 参与细胞免疫的是(　　)

64. 参与过敏反应的是(　　)

备选答案(第 65 ~ 69 题)

　　A. 浆细胞　　　　　　B. 中性粒细胞　　　　C. 嗜酸性粒细胞

　　D. NK 细胞　　　　　E. 单核细胞

65. 具有自然杀伤能力的是(　　)

66. 血液中最多的白细胞是(　　)

67. 属单核吞噬细胞系统的是(　　)

68. 与过敏或寄生虫病有关的是(　　)

69. 巨噬细胞的前体细胞是(　　)

备选答案(第 70 ~ 75 题)

　　A. 血岛　　　　　　　B. 胸腺　　　　　　　C. 骨髓

　　D. 造血干细胞　　　　E. 造血祖细胞

70. 最原始的造血细胞是(　　)

71. 最原始的造血细胞来自(　　)

72. 只能向某一血细胞系统增殖、分化的细胞是(　　)

73. 能自我复制保持其特性和数量的是(　　)

74. T 细胞分化、发育的场所是(　　)

75. B 细胞分化、发育的场所是(　　)

备选答案(第 76 ~ 80 题)

　　A. 25% ~ 30%　　　　B. 0.5% ~ 3%　　　　C. 3% ~ 8%

　　D. 50% ~ 70%　　　　E. 0 ~ 1%

76. 中性粒细胞占周围血中白细胞总数的百分比(　　)

77. 单核细胞占周围血中白细胞总数的百分比(　　)

78. 嗜酸性粒细胞占周围血中白细胞总数的百分比(　　)

79. 嗜碱性粒细胞占周围血中白细胞总数的百分比(　　)

80. 淋巴细胞占周围血中白细胞总数的百分比(　　)

备选答案(第81~85题)

　　A.过敏反应　　　　　　B.体液免疫　　　　　　　C.细胞免疫

　　D.凝血反应　　　　　　E.呈递抗原

81.巨噬细胞(　　)

82.肥大细胞(　　)

83.血小板(　　)

84.B淋巴细胞(　　)

85.T淋巴细胞(　　)

备选答案(第86~90题)

　　A.骨祖细胞　　　　　　B.成骨细胞　　　　　　　C.破骨细胞

　　D.软骨细胞　　　　　　E.骨细胞

86.为间充质的一种原始细胞,可增生分化,最终形成骨和软骨(　　)

87.位于骨组织表面的细胞,产生类骨质,并促进骨的钙化(　　)

88.存在于骨组织表面的多核巨细胞(　　)

89.骨组织中的主要细胞,位于骨陷窝内(　　)

备选答案(第90~94题)

　　A.内环骨板　　　　　　B.外环骨板　　　　　　　C.骨单位

　　D.间骨板　　　　　　　E.黏合线

90.含骨盐多而胶原纤维较少的骨基质(　　)

91.由中央管及其周围同心圆排列的骨板构成(　　)

92.长骨骨密质的基本结构单位和起支持作用的主要结构(　　)

93.除骨陷窝及骨小管外,无其他管道通过(　　)

94.较整齐地环绕于骨干外侧,骨板层数较多(　　)

备选答案(第95~99题)

　　A.软骨贮备区　　　　　B.软骨增生区　　　　　　C.软骨钙化区

　　D.成骨区　　　　　　　E.骨领

95.软骨细胞纵向成行排列(　　)

96.软骨细胞小而分散存在(　　)

97.软骨细胞肥大、退化、死亡(　　)

98.软骨雏形中段周围部的原始骨组织(　　)

99.HE染色可见中央蓝色、表面红色的过渡型骨小梁(　　)

二、判断题

1.在结缔组织中凡能产生胶原纤维的细胞均称为成纤维细胞。

2.血液尽管是液体但也属于固有结缔组织的一种。

3.浆细胞的功能是合成和分泌免疫球蛋白,又称抗体。

4.疏松结缔组织基质中的蛋白多糖成分构成分子筛,它具有限制大分子物质如细菌等病原蔓延的作用。

5.疏松结缔组织细胞的数量和分布一般是恒定的。

6.疏松结缔组织也称蜂窝组织,该组织具有连接、支持、防御、营养和创伤修复等功能。

7.身体各处疏松结缔组织内的白细胞种类、数量和分布状况是相同而稳定的。

8.成纤维细胞和纤维细胞是处于不同功能状态下的同一种细胞,能相互转化。

9.全身各处的巨噬细胞都是由血液内的单核细胞穿出血管后分化而成的。

10.肥大细胞在抗原的直接刺激后即发生脱颗粒并释放介质。

11.胶原纤维、网状纤维等,胶原蛋白为其组成成分,其胶原蛋白分子结构也是相同的。

12.结缔组织中的成纤维细胞和网状细胞均可产生纤维和基质。

三、名词解释

1.分子筛　2.同源细胞群　3.骨单位　4.血象

四、填空题

1.固有结缔组织按结构和功能可分为 _____、_____、_____和_____ 4 类。

2.疏松结缔组织内的纤维包括 _____、_____和_____。

3.肥大细胞颗粒内含 _____、_____、_____和_____。

4.致密结缔组织分类为 _____、_____和_____。

5.软骨可分为 _____、_____和_____ 3 种。

6.软骨的生长有 _____和_____ 2 种方式。

7.骨组织的细胞包括 _____、_____、_____和_____。

8.骨的发生有 _____和_____ 2 种方式。

9.成熟红细胞无 _____和_____,胞质内充满 _____,具有运输 _____和_____的功能。

10.正常血象中,中性粒细胞以 _____核居多,在某些疾病状态下,若杆状核增多,则称为 _____,若 4 叶、5 叶核增多,则称为 _____。

五、问答题

1.简述成纤维细胞的结构与功能。

2.简述血细胞的发生过程和形态演变特点。

参考答案

第四章

肌组织

目标要求

1. 掌握 3 种肌肉组织的光镜结构和功能特点。

2. 掌握骨骼肌与心肌的超微结构及二者的不同点。

3. 了解平滑肌的超微结构。

1. 结构共性

$$肌组织组成\begin{cases}肌细胞(主要)\\结缔组织\\血管\\神经\end{cases}$$

肌细胞呈长条形,又称为肌纤维。肌纤维的细胞膜称为肌膜,细胞质称为肌浆(肌质),肌浆中有许多与细胞长轴平行排列的肌丝称为肌原纤维,它们是舒缩功能的主要物质基础。

2. 分类

根据结构和功能的特点,将肌组织分为 3 类。

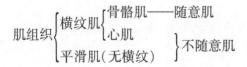

一、骨骼肌

（一）骨骼肌的光镜结构

形状：细长圆柱形
细胞核：多核，椭圆形，位于细胞周边部
肌浆中：含有丰富的肌原纤维

每条肌原纤维上都有明暗相间的带，明带又称为 I 带，暗带又称为 A 带，暗带中央有一条浅色窄带称为 H 带，H 带中央有一条深色的 M 线，明带中央有一条深色的 Z 线。相邻两条 Z 线之间的一段肌原纤维称为肌节，每个肌节由 1/2 I 带 + A 带 + 1/2 I 带构成，它是骨骼肌收缩的基本结构单位。

（二）骨骼肌的电镜结构

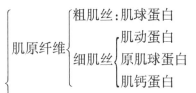

肌原纤维
　粗肌丝：肌球蛋白
　细肌丝
　　肌动蛋白
　　原肌球蛋白
　　肌钙蛋白

横小管：肌膜向肌浆内凹陷形成的小管（T 小管）。可将肌膜的兴奋迅速传到每个肌节

肌浆网（肌质网）：特化的滑面内质网，结构上分纵小管和终池两部分，膜上有钙泵

三联体
　终池
　T 小管
　终池

三联体作用：调节肌浆内的钙离子浓度。

（三）骨骼肌纤维的收缩原理

肌丝相互滑行的基本过程：肌细胞膜产生动作电位→经 T 小管传至终池→终池释放钙离子→肌浆中钙离子浓度升高→钙离子迅速与肌钙蛋白结合→肌钙蛋白使原肌球蛋白构型发生变化→肌动蛋白上能与肌球蛋白横桥结合的位点暴露→横桥与肌动蛋白结合→ATP 酶被激活，水解 ATP→横桥牵引肌动蛋白丝向 M 线方向摆动。肌肉舒张时，横桥与肌动蛋白分离，复位。

二、心肌

(一)光镜结构

形状:呈短柱状,常有分支彼此吻合成网
细胞核:1~2个卵圆形的核,位于细胞中央
闰盘:心肌纤维之间有闰盘连接
横纹:心肌纤维也有横纹,但不如骨骼肌纤维明显

(二)超微结构

肌原纤维不如骨骼肌规则和明显,有肌丝束;T小管较粗,位于Z线水平;肌浆网不发达,终池较小;只形成二联体,闰盘的横向有桥粒和中间连接,纵向有缝隙连接。

三、平滑肌

(一)光镜结构

呈长梭形,无横纹,细胞核只有一个,为椭圆形或杆状,位于细胞中央。肌纤维相互平行或交错排列,大多成束或成层。

(二)超微结构

表面的肌膜向下凹陷形成众多的小凹,小凹相当于横纹肌的横小管。肌浆网稀疏,邻近小凹。有密斑、密体、中间丝、粗肌丝和细肌丝等结构。

------ 考核要点 ------

一、单项选择题

A型题

1.关于骨骼肌的光镜结构特点,哪一项是错误的(　　)

　A.长圆柱形,无分支　　　　　　　　B.核扁椭圆,数量多

　C.细胞核位于肌纤维的中央　　　　　D.肌原纤维顺着肌纤维长轴排列

　E.横纹较心肌明显

2.骨骼肌纤维有(　　)

　A.一个长杆状核位于中央　　　　　　B.多个椭圆形核位于中央

C. 一个椭圆形核位于肌膜下方　　　　　D. 多个椭圆形核位于肌膜下方

E. 一个螺旋形核位于中央

3. 骨骼肌纤维横纹的形成原因之一是（　　　）

A 明带和暗带都排列在同一平面上

B. 明带和暗带内的肌红蛋白含量不同

C. 明带和暗带内的线粒体数量不同

D. 明带和暗带内糖原含量不同

E. 明带和暗带内的肌质网含量不同

4. 骨骼肌纤维的肌膜向内凹陷形成（　　　）

A. 小凹　　　　　　　　B. 肌质网　　　　　　　　C. 横小管

D. 纵小管　　　　　　　E. 终池

5. 电镜观察骨骼肌纤维，只有粗肌丝而无细肌丝的是（　　　）

A. I 带　　　　　　　　B. H 带　　　　　　　　C. A 带

D. A 带和 H 带　　　　　E. 以上都不对

6. 骨骼肌纤维的 Z 线位于肌原纤维的（　　　）

A. H 带内　　　　　　　B. H 带和 A 带之间　　　　C. A 带内

D. A 带和 I 带之间　　　E. I 带中央

7. 骨骼肌纤维收缩时，肌节的变化（　　　）

A. A 带和 H 带缩短　　　B. I 带和 H 带缩短　　　C. I 带和 A 带缩短

D. A 带缩短　　　　　　E. A 带、I 带和 H 带均缩短

8. 以下哪种蛋白质不参与组成肌丝（　　　）

A. 肌球蛋白　　　　　　B. 原肌球蛋白　　　　　　C. 肌原蛋白

D. 肌红蛋白　　　　　　E. 肌动蛋白

9. 对肌原纤维的描述，下列哪一项是错误的（　　　）

A. 是骨骼肌纤维内纵行排列的结构　B. 表面有单位膜　　　C. 由肌丝组成

D. 肌丝规则排列构成肌节　　　　　　E. 肌节连续排列形成横纹

10. 组成粗肌丝的蛋白质是（　　　）

A. 肌球蛋白　　　　　　B. 肌动蛋白　　　　　　　C. 原肌球蛋白

D. 肌原蛋白　　　　　　E. 肌红蛋白

11. 所有相连的心肌细胞形成一个功能整体，主要靠（　　　）

A. 横小管　　　　　　　B. 肌质网　　　　　　　　C. 紧密连接

D. 中间连接　　　　　　E. 缝隙连接

12. 骨骼肌收缩时，与肌球蛋白分子头部结合的是（　　　）

A. 原肌球蛋白　　　　　B. ATP　　　　　　　　　C. 肌动蛋白

D. 肌原蛋白　　　　　　E. 钙离子

13. 骨骼肌纤维的横小管由哪种结构形成（　　　）

A. 滑面内质网　　　　　　B. 粗面内质网　　　　　　C. 高尔基复合体

D. 肌浆网　　　　　　　　E. 肌膜向肌纤维内凹陷

14. 以下关于心肌纤维的描述,哪一项是错误的(　　　)

A. 粗、细肌丝不形成明显的肌原纤维　　　B. 具有二联体

C. 具有横纹　　　　　　　　　　　　　　D. 有多个核位于肌膜下

E. 肌纤维分支吻合成网

15. 肌节的组成是(　　　)

A. 1/2 A 带+I 带　　　　　B. A 带+I 带　　　　　　C. A 带+A 带

D. 1/2 I 带+A 带　　　　　E. 1/2 I 带+A 带+ 1/2 I 带

16. 心肌细胞彼此相连成为功能整体是依靠(　　　)

A. T 小管　　　　　　　　B. 三联体　　　　　　　　C. 闰盘

D. 肌浆网　　　　　　　　E. 以上都不是

17. 骨骼肌纤维的横小管是由以下什么成分形成的(　　　)

A. 肌质网　　　　　　　　B. 肌膜　　　　　　　　　C. 终池

D. 三联体　　　　　　　　E. 以上都不是

18. 纤维呈长圆柱状,有横纹,多核且位于纤维的周边部,是属于哪种纤维(　　　)

A. 心肌纤维　　　　　　　B. 平滑肌纤维　　　　　　C. 胶原纤维

D. 骨骼肌纤维　　　　　　E. 弹性纤维

19. 骨骼肌纤维的细肌丝一端固定在(　　　)

A. M 线　　　　　　　　　B. Z 线　　　　　　　　　C. I 带

D. H 带　　　　　　　　　E. 以上都不是

20. 肌纤维中的肌质网是以下何种成分(　　　)

A. 粗面内质网　　　　　　B. 微丝　　　　　　　　　C. 滑面内质网

D. 终池　　　　　　　　　E. 三联体

21. 心肌纤维的横小管位于(　　　)

A. 明带和暗带的交界部　B. H 带　　　　　　　　　C. Z 线

D. M 线　　　　　　　　　E. 以上都不是

22. 骨骼肌纤维收缩是由于(　　　)

A. 粗肌丝向 H 带方向滑动　　　　　B. 粗肌丝向 Z 线方向滑动

C. 粗肌丝向 M 线方向滑动　　　　　D. 细肌丝向 M 线方向滑动

E. 以上都不是

23. Z 线分布于(　　　)

A. 肌丝的 I 带与 A 带之间　　　B. I 带的中央　　　　C. A 带的中央

D. H 带的中央　　　　　　　　　E. H 带与 A 带之间

24. 平滑肌纤维内不含有(　　　)

A. 细肌丝、粗肌丝　　　　B. 细肌丝、中间丝　　　　C. 闰盘、横小管

D. 肌球蛋白、中间丝　　E. 肌动蛋白、中间丝

25. 以下关于骨骼肌的描述,哪项错误(　　)

A. 肌质网即肌纤维内的滑面内质网

B. 形成骨骼肌横纹的结构基础是肌原纤维

C. 骨骼肌收缩时能与肌球蛋白分子头结合的是肌动蛋白

D. 肌纤维中贮存钙离子的部位是肌质网

E. 肌膜在 Z 线水平向内凹陷形成横小管

26. 以下关于心肌纤维的描述,哪项错误(　　)

A. 含有肌丝　　　　　　B. 有二联体　　　　　　C. 肌纤维分支吻合

D. 有横纹　　　　　　　E. 有多个核位于肌膜下方

27. 肌纤维的终池由(　　)

A. 肌膜凹陷形成　　　　B. 粗面内质网形成　　　　C. 高尔基复合体形成

D. 肌质网形成　　　　　E. 线粒体形成

28. 关于骨骼肌纤维细胞核的描述中,哪项是正确的(　　)

A. 一个核,位于细胞中央　　B. 多个核,位于细胞中央　　C. 一个核,位于肌膜下

D. 多个核,位于肌膜下　　　E. 以上都不对

29. 肌节是(　　)

A. 相邻两条 Z 线间的一段肌原纤维

B. 相邻两条 Z 线间的一段肌纤维

C. 相邻两条 M 线间的一段肌纤维

D. 相邻两个 H 带间的一段肌纤维

E. 相邻两条 M 线间的一段肌原纤维

30. 横纹肌肌纤维内的终池由(　　)

A. 肌膜内陷形成　　　　B. 粗面内质网形成　　　　C. 滑面内质网形成

D. 高尔基复合体形成　　E. 以上都不对

31. 骨骼肌纤维三联体的结构是(　　)

A. 由一条横小管与两侧的终池构成

B. 由两条横小管及其中间终池构成

C. 由两条纵小管及其中间终池构成

D. 由一条横小管和一个终池构成

E. 以上都不对

32. 关于人骨骼肌纤维的描述中,哪一项是错误的(　　)

A. 形成横纹的结构基础是肌原纤维

B. 肌质网是肌纤维的滑面内质网

C. 肌纤维内贮存钙离子的部位是肌质网

D. 横小管是肌膜向内凹陷形成

E. 以上都不对

33. 心肌闰盘处有（　　）

    A. 中间连接、桥粒、紧密连接　　　　B. 中间连接、桥粒、缝隙连接

    C. 紧密连接、桥粒、缝隙连接　　　　D. 连接复合体、缝隙连接

    E. 连接复合体、桥粒、紧密连接

34. 平滑肌纤维中的中间丝起（　　）

    A. 收缩作用　　　　B. 连接作用　　　　C. 滑动作用

    D. 保护作用　　　　E. 骨架作用

35. 以下关于平滑肌超微结构的描述中，哪项错误（　　）

    A. 含有粗、细肌丝　　　　B. 不形成肌节和横纹　　　　C. 有终池

    D. 细胞核两端肌质丰富　　E. 细胞之间有缝隙连接

36. 下述结构中，哪项相当于横纹肌的横小管（　　）

    A. 密体　　　　B. 密区　　　　C. 肌膜内陷形成的圆形小凹

    D. 中间丝　　　　E. 以上都不对

37. 骨骼肌收缩的结构基础是（　　）

    A. 肌质网　　　　B. 肌原纤维　　　　C. 横小管

    D. 线粒体　　　　E. 粗面内质网

38. 以下关于骨骼肌收缩的描述中，哪一项是错误的（　　）

    A. 肌膜的兴奋经横小管传至三联体

    B. 肌质网释放钙离子

    C. 肌动蛋白与肌球蛋白的横桥接触

    D. 细肌丝把粗肌丝拉向 Z 线

    E. 肌原蛋白与钙离子结合发生构型变化

B 型题

备选答案（第 39～43 题）

    A. 特殊细胞连接　　　　B. 肌原纤维　　　　C. 滑面内质网

    D. 肌膜　　　　E. 粗面内质网

39. 肌纤维内的肌质网即（　　）

40. 形成横小管（　　）

41. 形成终池（　　）

42. 闰盘为（　　）

43. 肌丝构成（　　）

备选答案（第 44～48 题）

    A. 肌动蛋白　　　　B. 原肌球蛋白　　　　C. 肌原蛋白

    D. 肌球蛋白　　　　E. 肌红蛋白

44. 粗肌丝含（　　）

45. 能与钙离子结合( )

46. 具有 ATP 酶活性( )

47. 肌纤维舒张时掩盖肌动蛋白位点( )

48. 构成细肌丝主体( )

备选答案(第49~53题)

A. 缝隙连接　　　　B. 横小管　　　　　　C. 储存钙离子

D. ATP 酶　　　　　E. 以上均无关

49. 心肌纤维连接处有( )

50. 肌质网( )

51. 横桥是一种( )

52. 位于心肌纤维 Z 线水平( )

53. 相邻平滑肌纤维之间有( )

备选答案(第54~58题)

A. 中间丝　　　　　B. 肌丝束　　　　　　C. 二联体

D. 密体　　　　　　E. 三联体

54. 平滑肌的骨架( )

55. 位于心肌纤维内( )

56. 位于骨骼肌纤维内( )

57. 相当于骨骼肌的 Z 线( )

58. 心肌纤维内的肌丝构成( )

备选答案(第59~63题)

A. 肌动蛋白　　　　B. 肌球蛋白　　　　　C. 肌红蛋白

D. 原肌球蛋白　　　E. 肌原蛋白

59. 肌纤维收缩时能与钙离子结合( )

60. 构成细肌丝球状蛋白分子链( )

61. 能结合与释放 O_2( )

62. 能结合 ATP 并具有 ATP 酶的蛋白( )

63. 阻碍肌动蛋白与肌球蛋白分子头部相接触( )

二、判断题

1. 骨骼肌和平滑肌纤维上有明暗相间的横纹,心肌无横纹肌。

2. 横小管是肌细胞膜向细胞内凹陷而成的小管。

3. 在骨骼肌细胞相互接触连接处,细胞膜特殊分化为闰盘。

4. 每条肌纤维周围的结缔组织叫作肌外膜。

5. 粗肌丝由许多球状的肌球蛋白分子构成。

6. 三联体或二联体的组成要素是横小管和终池。

7. 肌原纤维由肌丝组成,无膜包囊,粗、细肌丝均浸于肌质内。

8. 心房肌纤维也是内分泌细胞。

9. 三种肌纤维内均有大量肌丝,肌丝均组成肌原纤维。

10. 心肌闰盘是相邻肌纤维呈水平状连接结构,此处仅见缝隙连接。

11. 心肌纤维横纹不及骨骼肌明显,是由于其肌原纤维不及骨骼肌那样规则,肌丝组成粗细不等的肌丝束。

12. 骨骼肌和心肌是横纹肌,为随意肌;平滑肌无横纹,为不随意肌。

参考答案

第五章

神经组织

目标要求

1. 了解神经组织的组成基本结构及其功能。

2. 掌握神经元的基本形态、类型,光镜结构和超微结构特点及其功能。

3. 掌握化学性突触的超微结构、类型和功能。

4. 掌握神经纤维的结构、类型与功能。

5. 了解神经末梢的分类,各感受器与效应器的结构与功能。

6. 了解神经胶质细胞的结构特点、类型及功能。

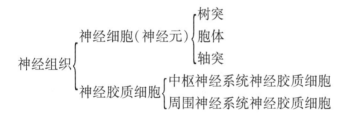

一、神经元

(一)形态结构

1. 胞体

神经元的营养和代谢中心。

细胞膜:可兴奋膜,膜内有离子通道和受体

细胞核:位于胞体中央,大、圆、浅,核仁也大且圆

细胞质
├─ 尼氏体
│　├─ LM:强嗜碱性粗大斑块或细小颗粒
│　├─ EM:尼氏体为粗面内质网和游离核糖体
│　└─ 功能:合成蛋白,包括结构蛋白、酶、神经递质等
└─ 神经原纤维
　　├─ LM:嗜银性的细丝
　　├─ EM:神经丝+微管
　　└─ 功能:细胞骨架和参与运输

2. 突起

树突
├─ 数目:一个或多个
├─ 形态:粗短,树状分支,表面有树突棘
├─ 结构:同胞体,含尼氏体
└─ 功能:接收信息

轴突
├─ 数目:每个神经元只有一个轴突,长度数微米到 1 m
├─ 结构
│　├─ 轴丘:光镜下胞体发出轴突的部位
│　├─ 轴膜:同胞体
│　└─ 轴质:不含尼氏体
└─ 功能:是传导神经冲动

(二)分类

按突起分类:多极神经元、双极神经元、假单极神经元

按轴突长短分类:高尔基Ⅰ型神经元、高尔基Ⅱ型神经元

按功能分类:感觉神经元、运动神经元、中间神经元

按神经递质和神经调质的化学性质分类:胆碱能神经元、去甲肾上腺素能神经元、胺能神经元、氨基酸能神经元、肽能神经元

二、突触

突触指神经元之间或神经元与效应器之间传递信息的结构部位。

分类
├─ 按结构分类:轴-树,轴-棘,轴-体,轴-轴,树-树
└─ 按媒介分类:化学突触,电突触

化学突触
├─ 光镜结构:呈球状或环扣状膨大,具有嗜银性
└─ 电镜结构
　　├─ 突触前膜:含钙离子通道,有含神经递质的突触小泡、线粒体、微丝、微管等
　　├─ 突触间隙:宽 15 ~ 30 nm,内含糖蛋白和一些细丝
　　└─ 突触后膜:有递质的特异性受体及化学门控通道

三、神经胶质细胞

(一)中枢神经系统的神经胶质细胞结构与功能

星形胶质细胞:最大的胶质细胞,胞体呈星形,核呈圆或卵圆形、较大、染色较浅。胞质中含有胶质丝。有些突起末端扩大形成脚板,在脑和脊髓表面形成胶质界膜或在毛细血管表面形成血脑屏障的神经胶质膜

少突胶质细胞:胞体较星形胶质细胞小,核呈卵圆形、染色质致密,是中枢神经系统的髓鞘形成细胞

小胶质细胞:最小的胶质细胞,胞体细长或椭圆,核小、染色深、有细长突起,具有吞噬作用

室管膜细胞:呈立方形或柱形,游离面有微绒毛,少数有纤毛。位于脑室或脊髓中央管的腔面,形成单层上皮,可产生脑脊液

(二)周围神经系统的神经胶质细胞结构与功能

施万细胞:参与构成周围神经系统中的神经纤维,细胞呈薄片状,细胞质较少,在有髓和无髓神经纤维中形态和功能有所差异。施万细胞外附有基膜,可以分泌神经营养因子,对神经的再生起支持和诱导作用

卫星细胞:神经节内包裹神经元胞体的一层扁平或立方形的细胞,其核呈圆形或卵圆形、染色质较浓密,细胞外表面有基膜

四、神经纤维

(一)分类

神经纤维由神经元的长轴突和包绕它的神经胶质细胞构成。根据有无髓鞘分为两类。

有髓神经纤维 {
　周围神经系统:髓鞘由施万细胞在轴突外面形成。一个施万细胞就是一个结间体。相邻施万细胞在神经纤维上有一个狭窄的间隙,称为郎飞结
　中枢神经系统:其结构基本与周围神经系统的有髓神经纤维相同,但形成髓鞘的细胞是少突胶质细胞,多个突起末端的扁平薄膜可包卷多个轴突,其胞体位于神经纤维之间。有髓神经纤维表面无基膜,髓鞘内无切迹
}

无髓神经纤维 {
　周围神经系统:施万细胞为不规则的长柱状,表面有许多深浅不一的纵行凹沟,纵沟内有较细的轴突,细胞膜不形成髓鞘包裹。即一条无髓神经纤维可包含多条轴突
　中枢神经系统:轴突裸露走行于有髓神经纤维和神经胶质细胞之间
}

(二)功能

神经纤维的功能为传导神经冲动。有髓神经纤维神经冲动呈跳跃式传导,而无髓神经纤维由于没有髓鞘和郎飞结,神经冲动只能沿轴突连续传导,因此,有髓神经纤维比无髓神经纤维传导速度快。

五、神经末梢

神经末梢是周围神经纤维的终末部分,遍布全身,形成各种末梢装置,与周围组织共同构成感受器或效应器。可分为感觉神经末梢和运动神经末梢两种。

(一)感觉神经末梢

感觉神经末梢是感觉神经元周围突的末端。

游离神经末梢:由较细的有髓或无髓神经纤维的终末反复分支而成。分布广泛,感受温度和某些化学物质刺激,参与产生冷、热、轻触和痛等感觉

有被囊神经末梢 {
　触觉小体:呈卵圆形,长轴与皮肤表面垂直,内有扁平横列的细胞,外有结缔组织被囊。有髓神经纤维进入小体失去髓鞘,盘绕在扁平细胞之间。感受应力,参与触觉产生
　环层小体:呈圆形或卵圆形,中央有一条均质状的圆柱体,周围有许多层同心圆排列的扁平细胞。参与产生压觉和振动觉
　肌梭:属本体感受器。表面有结缔组织被囊,内含梭内肌纤维。梭内肌纤维的中段膨大,肌原纤维较少。感觉神经纤维进入肌梭前失去髓鞘,其轴突分成多支,分别呈环状包绕梭内肌纤维中段的含核部分,或呈花枝样附着在中段附近处。此外,肌梭内也有运动神经末梢,分布在梭内肌纤维的两端
}

(二) 运动神经末梢

> 躯体运动神经末梢:运动神经元轴突反复分支,每一支形成葡萄状终末,与骨骼肌纤维建立突触连接,此连接区呈椭圆板状隆起,称运动终板或神经肌连接。一条骨骼肌纤维通常只接受一条轴突分支的支配。一个运动神经元及其支配的全部骨骼肌纤维合称一个运动单位
>
> 内脏运动神经末梢:分布于心肌、各种内脏及血管平滑肌和腺体等处。神经纤维较细,无髓鞘,分支呈串珠样膨大,贴附于肌纤维表面或穿行于腺细胞之间,与效应细胞建立突触

考核要点

一、单项选择题

A 型题

1. 神经组织的基本组成成分是(　　　)
   A. 神经细胞和基质　　　　　　　B. 神经细胞和神经纤维
   C. 神经细胞和树突、轴突　　　　D. 神经细胞和神经胶质细胞
   E. 以上都不是

2. 神经元的轴丘内不含以下什么结构(　　　)
   A. 神经丝(神经原纤维)　　B. 滑面内质网　　　　C. 微管
   D. 尼氏体　　　　　　　　E. 线粒体

3. 尼氏体分布在神经细胞的(　　　)
   A. 轴突内　　　　　　　B. 细胞体和树突内　　　C. 细胞体和轴突内
   D. 核周部和轴突内　　　E. 以上都不是

4. 突触前膜是(　　　)
   A. 有受体侧的神经细胞的细胞膜
   B. 靶细胞的细胞膜
   C. 有受体的树突末端的细胞膜
   D. 有突触小泡释放神经递质侧的神经细胞的细胞膜
   E. 以上都不是

5. 下列神经胶质细胞的功能描述中,哪一项是错误的(　　　)
   A. 支持作用　　　　　　B. 营养作用　　　　　　C. 保护作用
   D. 绝缘作用　　　　　　E. 接受神经冲动

6. 下列感受器中哪一种是感受压觉的(　　　)

A. 环层小体   B. 游离神经末梢   C. 肌梭

D. 触觉小体   E. 以上都不是

7. 中枢神经系统内有吞噬功能的是(   )

A. 少突胶质细胞   B. 星形胶质细胞   C. 小胶质细胞

D. 施万细胞   E. 卫星细胞

8. 髓鞘主要是由胶质细胞的哪种结构组成(   )

A. 细胞质   B. 外层细胞质   C. 外层细胞膜

D. 内层细胞膜   E. 细胞膜形成的多层同心圆膜板层

9. 在 HE 染色的脊髓横切标本中,鉴别轴突与树突的点是(   )

A. 轴突长,树突短   B. 轴突粗,树突细

C. 轴突染色浅,树突染色深   D. 轴突分支少,树突分支多

E. 轴丘与轴突内无尼氏体,而树突内有尼氏体

10. 肌梭的功能是(   )

A. 感受深部痛觉   B. 感受肌纤维的伸缩变化   C. 引起肌收缩

D. 感受肌腱的张力变化   E. 感受肌组织承受的压力变化

11. 关于神经细胞胞体的分布部位,哪项错误(   )

A. 神经   B. 肾上腺髓质   C. 神经节

D. 灰质   E. 神经核团

12. 以下对神经元结构的描述中,哪一项是错误的(   )

A. 细胞均呈星状多突形

B. 突起可分为轴突和树突两类

C. 胞质内含丰富的线粒体、发达的高尔基复合体

D. 胞质内含丰富的粗面内质网和核糖体

E. 胞质内含许多神经原纤维

13. 关于突触的描述中,哪一项是错误的(   )

A. 神经元与神经元之间或非神经元之间特化的细胞连接

B. 可分为电突触和化学性突触,通常泛指的突触是后者

C. 光镜下可分为突触前成分、突触间隙和突触后成分

D. 突触前成分包括突触前膜、线粒体和突触小泡

E. 突触后膜上有特异性受体

14. 以下关于突触前成分的描述中,哪一项最正确(   )

A. 为神经元轴突终末膨大,内含许多突触小泡、少量粗面内质网等

B. 为神经元轴突终末膨大,内含许多突触小泡、少量滑面内质网等

C. 为神经元轴突终末膨大,内含许多糖蛋白和一些微丝、微管

D. 为神经元轴突终末膨大,由突触前膜、突触小泡、线粒体等组成

E. 膜上有特定受体,内表面有致密物质

15. 以下对神经胶质细胞的描述中,哪一项是错误的(　　)
　　A. 分布于中枢和周围神经系统
　　B. 也有突起,分为树突和轴突
　　C. 普通染色只能显示胶质细胞核
　　D. 特殊染色方法能显示细胞全貌
　　E. 具有支持、营养、绝缘和防御功能

16. 来源于血液单核细胞的神经胶质细胞是(　　)
　　A. 星形胶质细胞　　　　B. 少突胶质细胞　　　　　C. 小胶质细胞
　　D. 施万细胞　　　　　　E. 卫星细胞

17. 形成周围神经系统有髓神经纤维髓鞘的细胞是(　　)
　　A. 星形胶质细胞　　　　B. 小胶质细胞　　　　　　C. 少突胶质细胞
　　D. 施万细胞　　　　　　E. 卫星细胞

18. 对周围有髓神经纤维髓鞘的描述中,哪一项是错误的(　　)
　　A. 由施万细胞膜成层包绕而成
　　B. 可分成许多节段
　　C. 每一节髓鞘是由一个施万细胞的细胞膜包裹而成
　　D. 相邻节段之间无髓鞘,称为郎飞结,两结之间为结间体
　　E. 神经纤维越细,结间体越短,髓鞘也就越厚

B 型题
备选答案(第 19~23 题)
　　A. 锥体细胞　　　　　　B. 浦肯野细胞　　　　　　C. 星形胶质细胞
　　D. 少突胶质细胞　　　　E. 施万细胞

19. 形成中枢有髓神经纤维的髓鞘(　　)
20. 形成周围有髓神经纤维的髓鞘(　　)
21. 参与形成血脑屏障(　　)
22. 分布于大脑的皮质(　　)
23. 分布于小脑的皮质(　　)

备选答案(第 24~28 题)
　　A. 原浆性星形胶质细胞　B. 纤维性星形胶质细胞　　C. 室管膜细胞
　　D. 卫星细胞　　　　　　E. 小胶质细胞

24. 被覆了脑室和脊髓中央管内表面(　　)
25. 分布于脑和脊髓的白质内(　　)
26. 包裹神经元的胞体(　　)
27. 分布于脑和脊髓的灰质内(　　)
28. 吞噬细胞碎屑及退化变性的髓鞘(　　)

备选答案(第 29～33 题)

　　A.神经原纤维　　　　　B.轴丘　　　　　　　C.尼氏体

　　D.缝隙连接　　　　　　E.脂褐素

29.位于神经元胞体与轴突连接处(　　)

30.作为神经细胞骨架的是(　　)

31.电镜下是神经丝和微管(　　)

32.电镜下是粗面内质网和核糖体(　　)

33.电突触的结构基础是(　　)

备选答案(第 34～37 题)

　　A.肌梭　　　　　　　　B.树突棘　　　　　　C.郎飞结

　　D.结间体　　　　　　　E.运动终板

34.两个相邻郎飞结之间的一段髓鞘称(　　)

35.是一种本体感受器(　　)

36.有髓神经纤维传导神经冲动的部位(　　)

37.支配骨骼肌的运动神经末梢(　　)

二、判断题

1.周围神经系统的无髓神经纤维,一个施万细胞可包囊许多条轴突。

2.中枢神经系统内的中间神经元,有的是兴奋性的,有的是抑制性的。

3.感觉神经末梢又叫感受器,运动神经末梢又叫效应器。

4.有髓神经纤维的结间体越短,郎飞结越多,其神经冲动的跳跃式传导速度越快。

5.室管膜细胞是存在于周围神经系统的神经胶质细胞。

6.神经元轴突终末不仅能释放神经递质,还能摄取某些细胞外物质逆向运输回胞体。

7.有髓神经纤维轴突越长,结间体越长,轴突越粗,髓鞘也越厚。

8.脑血供丰富,毛细血管是有孔型的,有利于物质代谢。

三、名词解释

1.突触　2.运动终板

四、填空题

1.神经组织是由_____和_____组成。

2.尼氏体电镜下是由_____和_____组成。

3.中枢神经系统的神经胶质细胞包括_____、_____、_____和____
_____;周围神经系统的神经胶质细胞包括_____和_____。

五、问答题

何谓突触? 简述其光、电镜结构及功能。

参考答案

第六章

神经系统

目标要求

1. 掌握神经系统的基本概念。
2. 了解神经系统的组成。

一、概述

1. 神经系统组成

$$
\begin{cases}
中枢神经系统 \begin{cases} 脑 \\ 脊髓 \end{cases} \\
周围神经系统 \begin{cases} 神经节 \\ 神经 \end{cases}
\end{cases}
$$

2. 灰质和白质

$$
\begin{cases}
灰质：在中枢神经系统，神经元胞体集中的部分称为灰质。大脑、小脑的灰质又称\\
\quad\quad\quad 为皮质 \\
白质：在中枢神经系统，神经纤维集中的部分称为白质
\end{cases}
$$

二、大脑皮质

大脑皮质由表及里分成6层。

分子层:位于大脑皮质的最表面,神经元主要有水平细胞和星形细胞

外颗粒层:由许多星形细胞和少量小型锥体细胞构成

外锥体细胞层:主要是中、小型锥体细胞,轴突组成联合传出纤维

内颗粒层:多数是星形细胞

内锥体细胞层:主要由大、中型锥体细胞组成,轴突组成投射纤维

多形细胞层:以梭形细胞为主,还有锥体细胞和颗粒细胞,轴突组成投射纤维或联合传出纤维

三、小脑皮质

小脑皮质由表及里分成3层。

分子层:较厚,含大量神经纤维,神经元有星形细胞和篮状细胞

浦肯野细胞层:由一层排列规则的浦肯野细胞胞体构成

颗粒层:含有密集的颗粒细胞和高尔基细胞,颗粒细胞轴突上行进入分子层后称为平行纤维

四、脊髓灰质

位于脊髓横切面中央,呈蝶形,分前角、后角和侧角。前角内主要是躯体运动神经元,支配骨骼肌;侧角内是内脏运动神经元;后角内主要是感觉神经元。脊髓灰质内还有许多中间神经元。脊髓主要的功能是传导上、下行神经冲动和进行反射活动。

五、神经节

神经节可分为3种。神经节中的神经元常称为节细胞。

脊神经节:是脊髓两侧的脊神经背根上的膨大结构,属感觉神经节,内含许多假单极神经元,其周围突的终末形成感觉神经末梢。神经元胞体周围由一层卫星细胞包裹

脑神经节:位于某些脑神经干上,其结构与脊神经节相似

自主神经节:包括交感和副交感神经节。交感神经节位于脊柱两旁及前方;副交感神经节位于器官附近或器官内

六、脑脊膜和血脑屏障

1. 脑脊膜

脑脊膜是包裹在脑和脊髓表面的结缔组织膜,由外向内分硬膜、蛛网膜和软膜

3层,具有保护和支持脑和脊髓的作用。硬膜与蛛网膜之间的狭窄腔隙称为硬膜下隙,内含少量液体;蛛网膜与软膜之间有一宽阔的腔隙,称为蛛网膜下隙,内含脑脊液;蛛网膜与血管之间的空隙称血管周隙,与蛛网膜下隙相通,内含脑脊液。

2. 血脑屏障

由脑毛细血管内皮细胞、基膜和神经胶质膜构成,它可阻止血液中某些物质进入脑组织,但能选择性让营养物质和代谢产物顺利通过,以维持脑组织内环境的相对稳定。

七、脉络丛和脑脊液

脉络丛是由第三、四脑室顶和部分侧脑室壁的软膜与室管膜直接相贴,突入脑室而形成的皱襞状结构,室管膜则成为有分泌功能的脉络丛上皮。脉络丛上皮细胞不断分泌无色透明的脑脊液,充满脑室、脊髓中央管、蛛网膜下隙和血管周隙,有营养和保护脑与脊髓的作用。

考核要点

一、单项选择题

1. 大脑皮质的多形细胞层内主要细胞为(　　)
   A. 锥体细胞　　　　　　B. 星形细胞　　　　　　C. 水平细胞
   D. 篮状细胞　　　　　　E. 梭形细胞

2. 脑功能的复杂性,在于(　　)
   A. 神经元的结构复杂,环路多而复杂
   B. 神经元的形态多样,环路多而复杂
   C. 神经元的传导复杂,环路多而复杂
   D. 神经元的分布特殊,环路多而复杂
   E. 神经元的数量庞大,环路多而复杂

3. 大脑皮质的 Betz(贝兹)细胞位于(　　)
   A. 外颗粒层　　　　　　B. 外锥体细胞层　　　　C. 内颗粒层
   D. 内锥体细胞层　　　　E. 多形细胞层

4. 大脑联合纤维主要起自大脑皮质的(　　)
   A. 第5、6层　　　　　　B. 第2、3层　　　　　　C. 第3、5、6层
   D. 第1~4层　　　　　　E. 第4~6层

5. 构成小脑皮质的神经元有(　　)
   A. 星形细胞、锥体细胞、篮状细胞、高尔基细胞和颗粒细胞
   B. 星形细胞、梭形细胞、篮状细胞、高尔基细胞和颗粒细胞

C. 梭形细胞、篮状细胞、浦肯野细胞、高尔基细胞和颗粒细胞

D. 星形细胞、浦肯野细胞、篮状细胞、高尔基细胞和颗粒细胞

E. 星形细胞、篮状细胞、水平细胞、高尔基细胞和粗细胞

6. 脑脊液由下列哪个结构分泌（　　）

A. 脑脊膜　　　　　　B. 脉络膜　　　　　　C. 脉络丛上皮

D. 蛛网膜　　　　　　E. 硬膜

7. 构成脊髓灰质的成分有（　　）

A. 神经元、神经节和神经胶质细胞

B. 神经元、周围神经和神经胶质细胞

C. 神经元胞体、无髓神经纤维和神经胶质细胞

D. 神经细胞、神经末梢和神经胶质细胞

E. 运动神经元、无髓神经纤维和神经胶质细胞

8. 假单极神经元分布在（　　）

A. 大脑皮质　　　　　B. 小脑皮质　　　　　C. 交感神经节

D. 脊神经节　　　　　E. 脊髓灰质

9. 从脊髓和脑干进入小脑皮质的纤维有（　　）

A. 苔藓纤维和联合纤维、去甲肾上腺素能纤维

B. 苔藓纤维和网状纤维、去甲肾上腺素能纤维

C. 苔藓纤维和攀缘纤维、去甲肾上腺素能纤维

D. 苔藓纤维和平行纤维、去甲肾上腺素能纤维

E. 苔藓纤维和传出纤维、去甲肾上腺素能纤维

10. 构成小脑皮质内的平行纤维是（　　）

A. 攀缘纤维的分支　　B. 苔藓纤维的分支　　C. 浦肯野神经元轴突的分支

D. 篮状细胞轴突的分支　E. 颗粒细胞轴突的分支

11. 小脑皮质的传入神经元是（　　）

A. 浦肯野细胞　　　　B. 颗粒细胞　　　　　C. 篮状细胞

D. 高尔基细胞　　　　E. 星形细胞

12. 关于小脑浦肯野细胞层的描述中哪项是错误的（　　）

A. 由一层浦肯野细胞组成　　　　　　B. 浦肯野细胞胞体大,呈梨形

C. 细胞顶端有 2～3 条主树突伸向髓质　　D. 主树突四周分支繁多

E. 底部发出轴突伸入白质

13. 中枢神经系统内多个神经元构成反馈调节通路统称（　　）

A. 传导路　　　　　　B. 投射纤维　　　　　C. 网状结构

D. 垂直柱　　　　　　E. 环路

14. 小脑小球是（　　）

A. 小脑中的神经核团

B. 苔藓纤维末端膨大与许多颗粒细胞的树突、高尔基细胞的轴突形成的突触群

C. 攀缘纤维末端膨大与许多颗粒细胞的树突、高尔基细胞的轴突形成的突触群

D. 传出纤维末端膨大与许多高尔基细胞的轴突形成的突触群

E. 苔藓纤维末端膨大与许多颗粒细胞的轴突形成的突触群

15. 血脑屏障的结构中最重要的一层是(　　　)

A. 有孔毛细血管内皮　　　　　B. 基膜　　　　　C. 周细胞

D. 星形胶质细胞突起的脚板　　　E. 具有紧密连接的连续毛细血管内皮

二、判断题

1. 大脑皮质由表及里分成 6 层:分子层、外颗粒层、外锥体细胞层、多形细胞层、内锥体细胞层、内颗粒层。

2. 神经节可分为 3 种:脊神经节、交感和副交感神经节。

三、名词解释

1. 血脑屏障　2. 脉络丛

四、填空题

1. 人类的大脑皮质从表及里有 6 层结构为 _____、_____、_____、_____、_____和_____。

2. 人的小脑皮质从表及里有 3 层结构为 _____、_____、_____。

3. 血脑屏障是由血液与神经之间的 _____、_____、_____组成。

五、问答题

1. 试述锥体细胞的分类、分布和结构特点。

2. 试述浦肯野细胞的分类、分布和结构特点。

参考答案

第七章

循环系统

循环系统的组成与功能 { 心血管系统:心脏、动脉、毛细血管和静脉,其内循环流动着血液
淋巴管系统:毛细淋巴管、淋巴管和淋巴导管(单向),其内流动着淋巴液

一、心脏

(一)心壁的组织结构

心内膜 { 内皮:单层扁平上皮,与血管的内皮连续
内皮下层:为细密的结缔组织及少许平滑肌
心内膜下层:为疏松结缔组织,有心脏传导系的分支,即束细胞

心肌膜:厚,主要由心肌纤维构成,呈螺旋状排列,大致分内纵、中环、外斜三层,多集合成束,肌束间为结缔组织和毛细血管。心房的肌纤维较细、较短,含有心房特殊颗粒,颗粒内含心房钠尿肽,简称心钠素,具有利尿、排钠、扩张血管、降低血压的作用

心外膜:心包膜脏层,为浆膜。脏、壁两层之间的腔称心包腔,含少量液体,有润滑作用

心瓣膜:是心内膜突向心腔而成的薄片状结构,包括房室瓣、主动脉瓣和肺动脉瓣,表面为内皮,中心为致密结缔组织

(二)心脏传导系统

1.组成

窦房结、房室结、房室束及其分支。

2.心脏传导系统的细胞

起搏细胞:心肌兴奋的起搏点,位于窦房结和房室结的中心部位

移行细胞:传导冲动,位于窦房结和房室结的周边及房室束内

束细胞(浦肯野纤维):传导冲动,细胞间有缝隙连接,组成房室束及其分支

二、血管

(一)动脉

动脉包括大动脉、中动脉、小动脉、微动脉。

结构特点

大动脉:三层分界不清(内、外弹性膜与中膜延续)

内膜:内皮下层较厚,内弹性膜多层,但与中膜分界不清

中膜:40~70层弹性膜及其间的弹性纤维、平滑肌、胶原纤维

外膜:相对较薄,外弹性膜不明显

中动脉

内膜:内皮下薄层结缔组织,内弹性膜明显

中膜:中膜厚,10~40层平滑肌及其间一些弹性纤维和胶原纤维

外膜:疏松结缔组织,含营养血管,有明显的外弹性膜

小动脉:管径0.3~1 mm的动脉称为小动脉。内弹性膜明显,中膜平滑肌3~9层,外弹性膜不明显

微动脉:管径小于0.3 mm的动脉称为微动脉。内、外弹性膜不明显,中膜1~2层平滑肌

(二)静脉

结构特点

壁薄、腔大、腔不规则

内、外弹性膜不明显,三层分界不清

中膜平滑肌少,排列稀疏

外膜比中膜厚,含纵行平滑肌束

静脉瓣:管径2 mm以上的静脉常有静脉瓣,防止血液逆流

(三)毛细血管

一般结构 {
内皮细胞:1~3个内皮细胞围成,内皮细胞与基膜间散在有周细胞
基膜
结缔组织
}

分类 {
连续毛细血管:分布于肌、结缔组织、肺和中枢神经系统等 {
内皮细胞:含吞饮小泡
细胞间隙:有细胞连接
基膜:完整
}
有孔毛细血管:分布于肾血管球、胃肠黏膜、内分泌腺等处 {
内皮细胞:有孔,可有隔膜
细胞间隙:有细胞连接
基膜:完整
}
血窦:分布于肝、脾、红骨髓和某些内分泌腺 {
腔大、壁薄、不规则
内皮细胞:有孔,细胞间隙大
基膜:不连续,或不完整,或缺如
}
}

功能 {
选择性通透与物质交换功能
内分泌与代谢活性功能
抗血栓形成功能
}

考核要点

一、单项选择题

A 型题

1. 毛细血管中具有分化能力的细胞是(　　)

　A. 周细胞　　　　　　　B. 内皮细胞　　　　　　　C. 平滑肌细胞

　D. 成纤维细胞　　　　　E. 以上都不是

2. 有孔毛细血管所指的"孔"位于(　　)

　A. 内皮细胞连接之间　　B. 内皮细胞胞质不含核的部分　　C. 基膜上

　D. 内皮细胞核　　　　　E. 以上都不是

3. 以下对连续毛细血管的内皮细胞描述中,哪一项正确(　　)

　A. 含少量吞饮小泡,细胞间有紧密连接,基膜完整

　B. 含许多吞饮小泡,细胞间有紧密连接,基膜完整

　C. 含许多吞饮小泡,细胞间有间隙,基膜完整

D. 含许多吞饮小泡,细胞间有紧密连接,基膜不完整

E. 含少量吞饮小泡,细胞间有间隙,基膜完整

4. 以下对有孔毛细血管内皮细胞的描述,哪项是正确的(　　)

　　A. 含少量吞饮小泡,细胞间有连接结构,基膜完整

　　B. 含大量吞饮小泡,细胞间有连接结构,基膜完整

　　C. 含少量吞饮小泡,细胞间有间隙,基膜完整

　　D. 含少量吞饮小泡,细胞间有连接结构,基膜不完整

　　E. 细胞间无间隙,基膜完整

5. 有孔毛细血管区别于连续毛细血管的主要点是(　　)

　　A. 内皮细胞为连续的,且胞质少,并有许多小孔

　　B. 胞质含大量吞饮小泡　　　　　C. 胞质内含吞饮小泡少

　　D. 基膜薄而连续　　　　　　　　E. 内皮外的周细胞少

6. 组成微循环的血管有(　　)

　　A. 小动脉、微动脉、真毛细血管、微静脉、小静脉

　　B. 微动脉、中间微动脉、真毛细血管、直捷通路、动静脉吻合、微静脉

　　C. 微动脉、真毛细血管、微静脉、小静脉

　　D. 微动脉、中间微动脉、直捷通路、微静脉、小动脉

　　E. 小动脉、微动脉、中间微动脉、真毛细血管、直捷通路、微静脉

7. 连续毛细血管主要分布于(　　)

　　A. 中枢神经　　　　　B. 胃肠黏膜　　　　　C. 内分泌腺

　　D. 肝、脾　　　　　　E. 肾

8. 有孔毛细血管主要分布于(　　)

　　A. 中枢神经　　　　　B. 胃肠黏膜　　　　　C. 肌组织

　　D. 肝、脾　　　　　　E. 肺

9. 窦状毛细血管主要分布于(　　)

　　A. 中枢神经　　　　　B. 胃肠黏膜　　　　　C. 肌组织

　　D. 肝、脾　　　　　　E. 肾血管球

10. 中动脉中膜的主要成分是(　　)

　　A. 胶原纤维　　　　　B. 平滑肌纤维　　　　C. 弹性纤维

　　D. 网状纤维　　　　　E. 神经纤维

11. 中动脉中膜不含(　　)

　　A. 平滑肌　　　　　　B. 弹性纤维　　　　　C. 胶原纤维

　　D. 基质　　　　　　　E. 成纤维细胞

12. 中动脉调节血流量的主要结构基础是(　　)

　　A. 内弹性膜发达　　　B. 外弹性膜明显　　　C. 中膜平滑肌发达

　　D. 中膜弹性纤维发达　E. 外膜弹性纤维丰富

13. 大动脉最主要的特点是（　　）

　　A. 管径粗　　　　　　B. 管壁厚　　　　　　C. 有弹性

　　D. 营养血管多　　　　E. 神经末梢多

14. 与大动脉功能密切相关的结构成分是（　　）

　　A. 内弹性膜　　　　　B. 外弹性膜　　　　　C. 中膜

　　D. 平滑肌　　　　　　E. 胶原纤维

15. 血管内皮下层含有以下成分,哪一项除外（　　）

　　A. 少许平滑肌纤维　　B. 少许营养血管　　　C. 少量胶原纤维

　　D. 少量弹性纤维　　　E. 基质

16. 以下称为肌性动脉的是（　　）

　　A. 大动脉　　　　　　B. 中动脉　　　　　　C. 小动脉

　　D. 微动脉　　　　　　E. 以上都不是

17. 以下称为弹性动脉的是（　　）

　　A. 大动脉　　　　　　B. 中动脉　　　　　　C. 小动脉

　　D. 微动脉　　　　　　E. 以上都不是

18. 称为外周阻力动脉的是（　　）

　　A. 大动脉　　　　　　B. 中动脉　　　　　　C. 小动脉

　　D. 中静脉　　　　　　E. 小静脉

19. 静脉瓣（　　）

　　A. 将血液从心房引向心室　　　　　　B. 具有双向开放的功能

　　C. 具有阻止静脉血流回心脏的作用　　D. 是静脉中必须存在的结构

　　E. 是由静脉内膜突向管腔而形成的皱褶

20. 心外膜的构成是（　　）

　　A. 单层扁平的间皮细胞和间皮下少量的结缔组织

　　B. 致密的结缔组织和间皮细胞

　　C. 单层扁平的内皮细胞和少量疏松结缔组织

　　D. 网状组织和间皮细胞

　　E. 肌肉组织和间皮细胞

21. 心瓣膜的结构特点是（　　）

　　A. 表面衬一层间皮细胞,中心为致密的结缔组织

　　B. 表面衬一层间皮细胞,中心为软骨组织

　　C. 表面衬一层内皮细胞,中心为致密结缔组织

　　D. 表面衬一层内皮细胞,中心为软骨组织

　　E. 表面衬一层内皮细胞,中心为心肌膜成分

22. 心脏壁的分层是（　　）

　　A. 心内膜、心肌膜、心外膜　　　　　　B. 心内膜、心肌膜、心外膜、心瓣膜

C.内膜、中膜、外膜　　　　　　　　D.内皮、内皮下层、内膜下层

E.内皮、内皮下层、内弹性膜

23.许多相连的心肌细胞能形成统一功能的整体有赖于(　　)

A.闰盘中的紧密连接　　B.T 小管　　　　　　　　C.肌质网

D.闰盘中的中间连接　　E.闰盘中的缝隙连接

24.以下关于心瓣膜的特点,哪一项是错误的(　　)

A.心内膜折叠而成　　　　　　　　　B.内有薄层结缔组织

C.瓣膜的游离缘有腱束与乳头肌相连　D.近根部有少许平滑肌

E.其功能是帮助血液流进心脏

25.以下对心脏传导系统的描述中,哪一项是错误的(　　)

A.由特殊的心肌纤维形成

B.包括窦房结、房室结、房室束及其分支

C.传导系统均位于心内膜下层

D.其功能是协调心房和心室按一定节律收缩

E.窦房结位于右心房心外膜深部

26.下列哪一种结构不属于心脏传导系统(　　)

A.窦房结　　　　　　　B.房室结　　　　　　　C.房室束

D.交感神经　　　　　　E.房室束左右分支

B 型题

备选答案(第27~31 题)

A.有许多层环行平滑肌　　B.有大量弹性膜　　　　C.内皮细胞胞体上有孔

D.内皮细胞连续,基膜连续　E.内皮细胞间有空隙,基膜不完整

27.大动脉中膜(　　)

28.中动脉中膜(　　)

29.有孔毛细血管(　　)

30.连续毛细血管(　　)

31.窦状毛细血管(　　)

备选答案(第18~22 题)

A.弹性动脉　　　　　　B.肌性动脉　　　　　　　C.心房钠尿肽

D.由致密结缔组织构成的心的支架　　E.心内膜的突起形成薄片状结构

32.中动脉又称(　　)

33.心房肌可分泌(　　)

34.心骨骼是(　　)

35.大动脉又称(　　)

36.心瓣膜是(　　)

二、判断题

1. 小动脉和中动脉都属于肌性动脉。

2. 大动脉弹性膜很发达,借助弹性使心脏间断射血变持续血液流动。

3. 有孔毛细血管的内皮是完整无孔的,但其基膜上有孔。

4. 分布在心脏内表面和外表面的上皮均是单层扁平上皮。

5. 浦肯野纤维主要位于心内膜下层。

三、名词解释

1. 微循环　2. 血窦　3. 周细胞　4. 心内膜　5. 心瓣膜　6. 心骨骼　7. 心脏传导系统　8. 浦肯野纤维

四、填空题

1. 心血管系统包括_____、_____、_____和_____;而循环系统除此之外还包括_____。

2. 根据管径大小,动脉可分为_____、_____、_____和_____4级。

3. 弹性动脉是指_____,其管壁由内向外依次由_____、_____和_____构成。这种动脉的主要功能是使血液流动_____,其结构特点是_____膜很厚,主要由_____~_____层_____构成。

4. 中动脉的内膜分为_____、_____和_____3层,其中_____发达是其特点之一。

5. 在各种血管中,毛细血管管径最_____,管壁最_____,分布最_____,血流最_____,总截面最_____,通透性最_____。

6. 静脉常与相应的动脉伴行,与同级动脉比较,静脉数量_____、管径_____、管壁_____、弹性_____,所以在切片中静脉壁常_____,管腔形状常_____。

7. 毛细血管是血液与_____进行_____的主要场所。

8. 毛细血管的管壁由内向外依次为_____、_____和薄层_____,有的毛细血管在_____和_____间可见_____细胞,一般认为它是_____细胞。

9. 组成心传导系统的特殊心肌纤维可分为3类,即_____、_____和_____。这3类细胞依次主要分布在_____、_____和_____。

10. 心脏壁由3层膜组成,由腔面向外依次是_____、_____、_____。

五、问答题

1. 简述小动脉的结构与功能。

2. 简述大动脉的结构与功能。

3. 简述内皮细胞的超微结构及其功能意义。

4. 简述心脏壁的光镜下结构。

5. 简述心脏传导系统的组成、分布和功能意义。

参考答案

第八章

免疫系统

目标要求

1. 了解免疫系统的组成和功能。
2. 掌握淋巴组织的结构及功能。
3. 了解中枢淋巴器官和周围淋巴器官的概念和组成。
4. 掌握淋巴结、脾的结构及功能。
5. 了解扁桃体的结构及功能。
6. 了解胸腺的结构、功能及年龄性变化。
7. 掌握单核吞噬细胞系统的概念、组成和功能。

免疫系统
- 组成
  - 淋巴器官
    - 中枢淋巴器官(胸腺和骨髓)
    - 外周淋巴器官(淋巴结、脾和扁桃体等)
  - 淋巴组织:构成外周淋巴器官的主要成分
  - 免疫细胞:淋巴细胞、巨噬细胞、抗原呈递细胞、浆细胞、粒细胞和肥大细胞等
  - 免疫活性因子:免疫球蛋白、补体和多种细胞因子,由免疫细胞产生
- 功能
  - 免疫防御:识别和清除体内的抗原
  - 免疫监视:识别和清除体内表面抗原发生变异的细胞
  - 免疫稳定:识别和清除体内衰老死亡的细胞,维持内环境的稳定

一、免疫细胞

免疫细胞
- 淋巴细胞
- 单核吞噬细胞系统
- 抗原提呈细胞

（一）淋巴细胞

免疫系统的核心细胞。

淋巴细胞分三类 {
T 细胞：参与的免疫称为细胞免疫
B 细胞：介导的免疫称为体液免疫
NK 细胞：直接杀伤作用

1. T 细胞

由胸腺产生，进入外周淋巴器官或淋巴组织处于静止状态，受到抗原刺激，大部分转化为行使免疫功能的效应性 T 细胞，小部分恢复静止状态，称为记忆性 T 细胞。

T 细胞
三个亚群 {
细胞毒性 T 细胞（Tc）：直接攻击带抗原的靶细胞，分泌穿孔素、颗粒酶
辅助性 T 细胞（Th）：分泌细胞因子，辅助 B 细胞和 Tc 细胞进行免疫应答
抑制性 T 细胞（Ts）：分泌细胞因子，可调节免疫应答的强度

2. B 细胞

由骨髓产生，在外周淋巴器官或淋巴组织中，受到抗原刺激后，大部分增殖为效应 B 细胞，即浆细胞，分泌抗体，与相应的抗原结合，降低其致病作用，并加速巨噬细胞对其吞噬；小部分转化为记忆 B 细胞。

3. NK 细胞

体积大，胞质丰富，含有大量的溶酶体。无须抗原提呈细胞的中介，不借助抗体，即可直接杀伤病毒感染细胞和肿瘤细胞。

（二）单核吞噬细胞系统

巨噬细胞：由血液中的单核细胞穿出血管后分化形成，在机体内分布广泛。是由单核细胞及其分化而来的具有吞噬功能的一类细胞。它们除具有吞噬能力强的共性外，还具有其自身的特点。

单核吞噬细胞系统 {
单核细胞
结缔组织和淋巴组织的巨噬细胞
骨组织的破骨细胞
神经组织的小胶质细胞
肝巨噬细胞
肺巨噬细胞等

（三）抗原提呈细胞

抗原提呈细胞主要包括树突状细胞和巨噬细胞。能捕获和处理抗原，形成抗原肽-主要组织相容性复合体（MHC）分子复合物，将其提呈给 T 细胞，激发后者活化增殖。

二、淋巴组织

淋巴组织以网状组织为支架,网孔中充满大量的淋巴细胞及其他免疫细胞。

淋巴组织分类
- 弥散淋巴组织:无明显的界限,含有 T 细胞和 B 细胞。组织中毛细血管后微静脉是淋巴细胞从血液进入淋巴组织的通道
- 淋巴小结:又称淋巴滤泡,有明显界限的球形小体,以 B 细胞为主。细胞受到抗原刺激后,淋巴小结增大,并产生生发中心。无生发中心的淋巴小结较小,称为初级淋巴小结;有生发中心的称为次级淋巴小结

三、淋巴器官

淋巴器官分类
- 中枢淋巴器官:包括胸腺和骨髓。是 T、B 淋巴细胞早期分化的场所,发生较早,出生前已完善,可向周围淋巴组织和淋巴器官输送初始淋巴细胞,其增殖不需抗原刺激
- 周围淋巴器官:包括淋巴结、脾和扁桃体等。发生较晚,出生后逐渐完善。初始淋巴细胞在此受抗原刺激后增殖分化为效应细胞,产生免疫应答

(一)胸腺

1. 基本结构

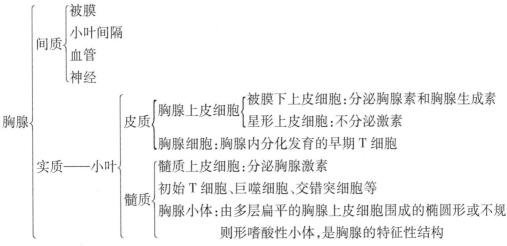

胸腺
- 间质
  - 被膜
  - 小叶间隔
  - 血管
  - 神经
- 实质——小叶
  - 皮质
    - 胸腺上皮细胞
      - 被膜下上皮细胞:分泌胸腺素和胸腺生成素
      - 星形上皮细胞:不分泌激素
    - 胸腺细胞:胸腺内分化发育的早期 T 细胞
  - 髓质
    - 髓质上皮细胞:分泌胸腺激素
    - 初始 T 细胞、巨噬细胞、交错突细胞等
    - 胸腺小体:由多层扁平的胸腺上皮细胞围成的椭圆形或不规则形嗜酸性小体,是胸腺的特征性结构

2. 血-胸腺屏障

为皮质的毛细血管与周围结构间的屏障,使血液内的抗原和药物不能透过,以维持

胸腺内环境的稳定,保证胸腺细胞的正常发育。

血-胸腺屏障 {
连续毛细血管内皮(内皮细胞间有紧密连接)
完整的内皮基膜
血管周隙(含有巨噬细胞)
上皮性网状细胞的基膜
一层连续的胸腺上皮性网状细胞
}

3.胸腺的功能

{
产生和培育初始 T 细胞(胸腺内的淋巴细胞称为胸腺细胞,离开胸腺后称为 T 细胞),并向外周淋巴器官输送
分泌多种胸腺激素(胸腺素、胸腺生成素)及胸腺体液因子,构成 T 细胞增殖分化的微环境
}

4.胸腺的年龄变化

{
胸腺在新生儿相对较大
青春期前最大
性成熟后逐渐萎缩
}

(二)淋巴结

1.淋巴结的组织结构

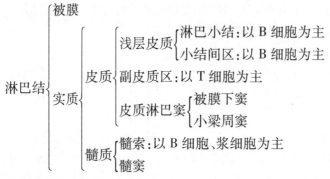

淋巴结 {
被膜
实质 {
皮质 {
浅层皮质 {
淋巴小结:以 B 细胞为主
小结间区:以 B 细胞为主
}
副皮质区:以 T 细胞为主
皮质淋巴窦 {
被膜下窦
小梁周窦
}
}
髓质 {
髓索:以 B 细胞、浆细胞为主
髓窦
}
}
}

2.淋巴结内的淋巴通路

输入淋巴管→被膜下淋巴窦→小梁周窦→髓窦→输出淋巴管。

3.淋巴结的功能

{
滤过淋巴液
产生 T、B 细胞
免疫应答
}

4.淋巴细胞再循环

外周淋巴器官和淋巴组织内的淋巴细胞可经淋巴管进入血液,循环于全身,又可通过弥散的淋巴组织的毛细血管后微静脉,再返回淋巴器官或淋巴组织,如此周而复始,使淋巴细胞由一个淋巴器官到另一个淋巴器官,从一个淋巴组织到另一个淋巴组织。这种

现象称为淋巴细胞再循环。

(三)脾

1. 脾的组织结构

$$
脾\begin{cases}
被膜:间皮和较厚的结缔组织 \\
实质\begin{cases}
白髓\begin{cases}
动脉周围淋巴鞘:主要含 T 细胞 \\
淋巴小结:主要含 B 细胞
\end{cases} \\
边缘区:位于白髓与红髓之间,含 T 细胞、B 细胞,以 B 细胞为主 \\
红髓\begin{cases}
脾索:主要含 B 细胞、浆细胞 \\
脾血窦
\end{cases}
\end{cases}
\end{cases}
$$

2. 脾的功能

$$
\begin{cases}
滤血 \\
储血 \\
造血(胚胎早期有造血功能,骨髓造血后,只有在严重缺血时有造血功能) \\
免疫应答
\end{cases}
$$

考核要点

一、单项选择题

A 型题

1. 下列哪一项不属于免疫系统的功能(　　)

　　A. 产生抗体　　　　　　B. 产生效应性淋巴细胞　　　C. 清除入侵的抗原

　　D. 清除机体自身变异的细胞　　　E. 形成凝血因子

2. 有关 T 淋巴细胞性能,以下哪项是正确的(　　)

　　A. 在胸腺内受抗原刺激而分化发育

　　B. 主要分布于淋巴小结内

　　C. 在血液占淋巴细胞总数的 20% ~30%

　　D. 在抗原刺激下可发生转化和增殖

　　E. 其功能与体液免疫无关

3. 机体对某种传染病有终身免疫功能,主要是由于有(　　)

　　A. 造血干细胞　　　　　B. 处女型淋巴细胞　　　　C. 记忆性淋巴细胞

　　D. 效应性淋巴细胞　　　E. 以上均对

4. 以下哪种细胞属于免疫系统,但不属于单核吞噬细胞系统(　　)

　　A. 中性粒细胞　　　　　B. 嗜酸性粒细胞　　　　　C. 肥大细胞

　　D. 浆细胞　　　　　E. 以上均是

5. 抗原呈递细胞存在于（　　）

　　A. 结缔组织和淋巴小结　　B. 淋巴小结和弥散淋巴组织　　C. 弥散淋巴组织和表皮

　　D. 表皮和肠上皮　　　　　　E. 以上均对

6. 以下关于浆细胞的特征,哪项错误（　　）

　　A. 寿命仅数天　　　　　　　　　　　B. 由 B 细胞增殖分化而来

　　C. 可合成和分泌抗体　　　　　　　D. 其免疫效应为体液免疫

　　E. 胞质含有丰富的粗面内质网和发达的高尔基复合体

7. 以下对 B 细胞的描述中,哪一项是正确的（　　）

　　A. 在人类发生于胸腺　　　　　　B. 主要位于周围淋巴器官副皮质区

　　C. 淋巴母细胞化后具有杀伤功能　　D. 参与细胞免疫

　　E. 参与机体的体液免疫

8. 以下哪一种细胞不属于单核吞噬细胞系统（　　）

　　A. 单核细胞　　　　　　　　B. 中性粒细胞　　　　　　　C. 库普弗细胞

　　D. 破骨细胞　　　　　　　　E. 小胶质细胞

9. 关于淋巴组织,以下哪一项是错误的（　　）

　　A. 以网状组织构成网状支架

　　B. 网孔中分布着少量造血干细胞及各级造血细胞

　　C. 网孔中分布大量淋巴细胞

　　D. 可见少量交错突细胞及滤泡(小结)树突状细胞

　　E. 可分为弥散淋巴组织、淋巴小结两种类型

10. 在人类中,中枢淋巴器官包括（　　）

　　A. 胸腺、淋巴结及脾　　　B. 胸腺及淋巴结　　　　　C. 胸腺及脾

　　D. 胸腺及骨髓　　　　　　E. 胸腺及腔上囊

11. 胸腺的毛细血管后微静脉位于（　　）

　　A. 胸腺髓质　　　　　　　B. 胸腺皮质　　　　　　　C. 胸腺小体

　　D. 胸腺被膜　　　　　　　E. 皮质和髓质交界处

12. 下列有关胸腺的论述,哪项是错误的（　　）

　　A. 以上皮性网状细胞构成支架,无网状纤维

　　B. 在皮质和髓质的交界处,有毛细血管后微静脉

　　C. 其中形成的大量淋巴细胞被巨噬细胞吞噬

　　D. 胸腺的髓质内存在血-胸腺屏障

　　E. 胸腺细胞由进入胸腺的干细胞分裂分化而来

13. 不含 B 淋巴细胞的淋巴器官是（　　）

　　A. 胸腺　　　　　　　　　B. 淋巴结　　　　　　　　C. 骨髓

　　D. 脾脏　　　　　　　　　E. 扁桃体

14. 胸腺髓质与皮质相比,前者的特点是（　　）

  A. 胸腺细胞多,上皮细胞少   B. 胸腺细胞少,上皮细胞多

  C. 胸腺细胞和上皮细胞均较少 D. 胸腺细胞和上皮细胞均较多

  E. 无胸腺细胞

15. 血-胸腺屏障的血管周隙内常有(　　)

  A. 胸腺细胞   B. 成纤维细胞   C. 巨噬细胞

  D. 白细胞   E. 以上都不对

16. 胸腺上皮细胞的主要功能是(　　)

  A. 形成网状纤维,构成胸腺支架

  B. 吞噬抗原,保护胸腺细胞

  C. 分泌细胞因子,促进巨噬细胞功能

  D. 向胸腺细胞传递抗原

  E. 分泌胸腺激素,培育 T 淋巴细胞

17. 胸腺小体位于胸腺(　　)

  A. 皮质和髓质   B. 髓质   C. 皮质

  D. 皮质与髓质交界处 E. 小叶间隔内

18. 抗原刺激后淋巴结哪一部分明显增大形成淋巴小结(　　)

  A. 浅层皮质   B. 副皮质区   C. 浅层皮质和副皮质区

  D. 髓索   E. 淋巴窦

19. 淋巴结内的 B 淋巴细胞主要分布在(　　)

  A. 浅层皮质   B. 深层皮质   C. 髓索

  D. 淋巴窦   E. 皮质与髓质交界处

20. 淋巴结滤过淋巴清除抗原的细胞主要是(　　)

  A. 淋巴窦壁内皮细胞 B. 网状细胞   C. 交错突细胞

  D. 滤泡树突细胞   E. 以上都不是

21. 淋巴结能滤过淋巴液主要是因为(　　)

  A. 淋巴窦内皮细胞的吞噬作用 B. 淋巴窦巨噬细胞吞噬

  C. 淋巴索内皮细胞的吞噬作用 D. 淋巴窦网状细胞吞噬

  E. 淋巴结内抗体及效应 T 细胞的作用

22. 淋巴结内的 T 淋巴细胞主要分布在(　　)

  A. 浅层皮质   B. 副皮质区   C. 髓索

  D. 淋巴窦   E. 皮质与髓质交界处

23. 淋巴结内发生细胞免疫应答时,结构明显增大的是(　　)

  A. 浅层皮质   B. 副皮质区   C. 髓索

  D. 皮质淋巴窦   E. 髓质淋巴窦

24. 关于脾脏的结构特点,以下哪项是错误的(　　)

  A. 位于血液循环途中,有滤过作用

B. 是成人的主要造血器官

C. 实质分为白髓、红髓和边缘区

D. T 细胞主要位于动脉周围淋巴鞘

E. 脾索内含有 B 细胞、大量巨噬细胞和各种血细胞

25. 下列有关脾窦描述,哪项是正确的(　　)

A. 脾窦是滤血的主要结构

B. 脾窦内皮为长杆状,内皮间有间隙

C. 脾窦内有大量吞噬细胞

D. 脾毛动脉的血全部进入脾窦

E 脾窦血液汇成小梁静脉血

26. 关于副皮质区,以下哪项错误(　　)

A. 是一片弥散淋巴组织　　　　　　　B. 位于淋巴小结和髓质之间

C. 含有毛细血管后微静脉　　　　　　D. 是 B 细胞聚集处

E. 细胞免疫功能活跃时,此区明显扩大

27. 淋巴结内的胸腺依赖区是(　　)

A. 淋巴小结生发中心　　　B. 小结帽　　　　　　　　C. 淋巴小结

D. 副皮质区　　　　　　　E. 髓索

28. 组成脾白髓的结构是(　　)

A. 动脉周围淋巴鞘和脾小结　　　B. 脾小结和脾索　　　C. 脾索和脾窦

D. 脾索和动脉周围淋巴鞘　　　　　E. 边缘区和脾索

29. 关于脾的功能,以下哪项是错误的(　　)

A. 清除血液中的抗原　　　　　　　B. 清除衰老的红细胞

C. 脾血窦有一定的储血功能　　　　D. 无造血干细胞,故无造血潜能

E. 被膜和小梁的平滑肌收缩可调节脾内血流量

30. 脾滤血的主要部位是(　　)

A. 动脉周围淋巴鞘和脾小结　　　　B. 边缘区和动脉周围淋巴鞘

C. 脾索和脾窦　　　　　　　　　　D. 脾小结和脾血窦

E. 以上均不对

31. 脾红髓的结构组成是(　　)

A. 脾索和边缘区　　　　B. 边缘区和脾血窦　　　　C. 脾血窦和脾小结

D. 脾小结和脾索　　　　E. 以上均不对

32. 以下哪一项不是扁桃体的特点(　　)

A. 表面被覆复层扁平上皮,并深陷至固有层内形成隐窝

B. 上皮下、隐窝周围及被膜内均含大量淋巴小结

C. 淋巴小结的生发中心比较明显

D. 弥散淋巴组织内可见毛细血管后微静脉

E. 上皮内常有大量的淋巴细胞侵入

B 型题

备选答案(第33~36题)

　　A. 淋巴小结　　　　　B. 副皮质区　　　　　C. 毛细血管后微静脉

　　D. 淋巴窦　　　　　　E. 脾索

33. 具有滤过血液的功能(　　　)

34. T 细胞增殖的区域(　　　)

35. B 细胞增殖的区域(　　　)

36. 淋巴细胞再循环的通路(　　　)

备选答案(第37~41题)

　　A. 长杆状内皮细胞　　B. 立方形内皮细胞　　C. 扁平状内皮细胞

　　D. 扁平状网状细胞　　E. 上皮性网状细胞

37. 构成胸腺的微细支架(　　　)

38. 被覆在淋巴窦内皮外面(　　　)

39. 被覆在毛细血管后微静脉内面(　　　)

40. 被覆在淋巴窦的内面(　　　)

41. 被覆在脾血窦的内面(　　　)

备选答案(第42~45题)

　　A. 胸腺　　　　　　　B. 淋巴结　　　　　　C. 脾

　　D. 扁桃体　　　　　　E. 骨髓

42. T 细胞增殖分化的场所(　　　)

43. B 细胞增殖分化的场所(　　　)

44. 具有淋巴窦的器官(　　　)

45. 具有脾索的器官(　　　)

备选答案(第46~50题)

　　A. T 细胞　　　　　　B. B 细胞　　　　　　C. 浆细胞

　　D. 网状细胞　　　　　E. 滤泡树突状细胞

46. 淋巴母细胞化后产生抗体(　　　)

47. 可产生抗体(　　　)

48. 在人类其发生于胸腺(　　　)

49. 参与机体的细胞免疫(　　　)

50. 构成淋巴结、脾的微细支架(　　　)

二、判断题

1. 胸腺内的上皮性网状细胞又称胸腺小体。

2. 淋巴结副皮质区的细胞主要为 B 淋巴细胞。

3. 脾小体位于脾脏的皮质部分。

4. 脾为周围淋巴器官,在免疫应答时可大量增殖淋巴细胞。

三、名词解释

1. 中枢淋巴器官　2. 淋巴细胞再循环　3. 单核吞噬细胞系统　4. 抗原呈递细胞　5. 胸腺依赖淋巴细胞　6. 血-胸腺屏障　7. 胸腺小体　8. 细胞毒性 T 淋巴细胞　9. 记忆性淋巴细胞　10. 边缘区

四、填空题

1. 构成免疫系统的核心细胞是 _____ , 细胞的两种免疫应答方式是 _____ 和 _____ 。

2. 在人类,根据淋巴器官所发生的时间和功能的不同,可分为 _____ 和 _____ 2 类。前者包括 _____ 及 _____ ,后者包括 _____ 、 _____ 及 _____ 等,这些淋巴器官的淋巴细胞直接参与机体的 _____ 。

3. T 淋巴细胞可分为 3 个亚群,即 _____ 、 _____ 和 _____ 。

4. 单核吞噬细胞系统是构成机体 _____ 的重要组成部分,所有细胞均来源于 _____ 细胞,并具有活跃的 _____ 功能。

5. 胸腺是培育形成 _____ 细胞的器官,骨髓是培育形成 _____ 细胞的器官,然后细胞分别迁移到 _____ 相应部位。

6. 血-胸腺屏障由以下 5 层组成: _____ 、 _____ 、 _____ 、 _____ 和最外面包裹的一层连续的 _____ 。该屏障可阻止血液中的 _____ 进入 _____ 。

7. 淋巴结副皮质区又称 _____ ,位于皮、髓质交界处,主要由 _____ 组成。此区有 _____ 通过,其结构特点为:管腔明显,内皮呈 _____ ,可见淋巴细胞出入。

8. 淋巴结实质可分为 _____ 和 _____ 两部分,前者由 _____ 、 _____ 和 _____ 构成;后者由 _____ 和 _____ 构成。

9. 功能活跃的淋巴小结 _____ 明显,其可分为 _____ 、 _____ 和 _____ 。

10. 脾血窦由 _____ 细胞 _____ 排列而成,细胞间隙 _____ ,基膜 _____ 。

11. 脾位于 _____ 通路上,是人体最大的 _____ 淋巴器官,表面被覆由 _____ 组成的被膜,内含丰富的弹性纤维及散在的 _____ ,外覆 _____ 。实质分为 _____ 、 _____ 和 _____ 。

五、问答题

1. 试述 T 淋巴细胞在胸腺内的分化发育及其在周围淋巴器官内的分布和免疫应答。

2. 比较淋巴结和脾在结构和功能上的区别。

3. 试述淋巴器官内毛细血管后微静脉的组织结构、分布部位和功能意义。

4. 试述在细胞免疫应答和体液免疫应答过程中,淋巴结和脾的结构各发生什么变化。

5. 试述脾白髓的结构。

参考答案

第九章

消化系统

第一节　消化管

一、消化管壁一般结构

（一）黏膜

黏膜是各段结构差异最大，功能最重要的一层。由内向外分为上皮、固有层和黏膜肌层三层。

```
    ┌ 上皮 ┌ 复层扁平上皮——两端，如口、咽、食管、肛门，保护作用
    │      └ 单层柱状上皮——胃、肠，消化吸收作用
    │      ┌ 丰富的毛细血管和毛细淋巴管
    ┤ 固有层 ┤ 淋巴组织和其他免疫细胞
    │      │ 小消化腺
    │      └ 散在的平滑肌纤维
    └ 黏膜肌层：为薄层平滑肌
```

(二)黏膜下层

①由致密结缔组织构成,含有较大的血管和淋巴管。②黏膜下神经丛调节黏膜肌层的收缩和腺体分泌。③黏膜下腺分布于食管和十二指肠。④皱襞由黏膜层和黏膜下层共同向肠腔突起所形成,主要分布在食管、胃、小肠。

(三)肌层

①肌组织类型:平滑肌、骨骼肌。②层次:一般为内环、外纵两层,但胃壁较厚,为内斜、中环、外纵三层。③肌间神经丛:调节肌层。

(四)外膜

纤维膜:由薄层结缔组织构成,分布于食管和大肠末段,有固定作用

浆膜:由薄层结缔组织和间皮构成,分布于腹膜内位器官的表面和腹膜间位器官的腹膜腔面(胃和大部分肠),其表面光滑,减少摩擦

二、食管

(一)黏膜

上皮:复层扁平上皮

固有层:为细密结缔组织,与上皮交界处犬牙状交错

黏膜肌层:较厚,为一层纵行平滑肌

(二)黏膜下层

血管丰富,富于粗大的胶原纤维。食管腺,为黏液性腺。

(三)肌层

内环、外纵两层。特点为存在骨骼肌,上段为骨骼肌,下段为平滑肌,中段二者均有。

(四)外膜

为纤维膜,含大量的纵行的淋巴管、血管和神经。

三、胃

(一) 黏膜

1. 上皮

单层柱状上皮,主要由表面黏液细胞构成。此外,还有少量内分泌细胞。表面黏液细胞分泌含高浓度碳酸氢盐的不可溶性黏液,有重要的保护作用。

2. 固有层

胃底腺:腺上皮由主细胞、壁细胞、颈黏液细胞、未分化细胞和内分泌细胞组成。

- 主细胞:又称胃酶细胞,数量最多,分布于腺的体、底部,呈柱状,HE 染色呈强嗜碱性,分泌胃蛋白酶原
- 壁细胞:又称泌酸细胞,分布于腺的颈、体部,呈圆锥形,HE 染色呈强嗜酸性,分泌盐酸和内因子
- 颈黏液细胞:数量很少,位于腺颈部,呈楔形,顶部胞质有黏原颗粒,染色浅,分泌酸性黏液
- 未分化细胞:位于腺颈部的胃小凹底部,HE 染色不易辨认,增殖能力强
- 内分泌细胞:见后述

3. 黏膜肌层

由内环、外纵两薄层平滑肌构成,内环肌部分伸入固有层腺体之间,其收缩有助于腺体分泌物的排出。

4. 黏液-碳酸氢盐屏障

是胃黏膜的自我保护屏障。由覆盖于上皮表面的富含碳酸氢盐的不溶性黏液凝胶构成,上皮快速更新,能及时修复。

(二) 黏膜下层

致密结缔组织、丰富的血管淋巴管、黏膜下神经丛、成群的脂肪细胞。

(三) 肌层

厚,内斜、中环、外纵三层平滑肌。环行肌在贲门和幽门形成括约肌。肌层间有少量的结缔组织和肌间神经丛。

(四) 外膜

外膜为浆膜,表面光滑,利于胃的活动。

四、小肠

（一）黏膜

环行皱襞、肠绒毛二者均在十二指肠和空肠头段最发达,肠绒毛在各段形态不一致,是上皮和固有层共同向肠腔突出而形成的。

1. 上皮

单层柱状上皮(绒毛及腺体),均由吸收细胞、杯状细胞和少量内分泌细胞组成。此外,小肠腺还含有干细胞和帕内特细胞。

吸收细胞:最多,呈高柱状,游离面有大量微绒毛构成光镜下的纹状缘

杯状细胞:散在于吸收细胞之间,分泌黏液,起润滑和保护作用

帕内特细胞:位于小肠腺的基部,细胞较大,呈锥形,顶部胞质内充满了粗大的嗜酸性分泌颗粒,分泌防御素、溶菌酶,起免疫作用

干细胞:位于小肠腺的下半部,细胞较小,呈柱状,能不断增殖分化

内分泌细胞:见后述

2. 固有层

由细密结缔组织构成,含大量小肠腺。有丰富的淋巴细胞,尚有淋巴小结。

*绒毛中轴:三要素(中央乳糜管、有孔毛细血管、纵行平滑肌纤维)。

3. 黏膜肌层

由内环、外纵两薄层平滑肌组成。

（二）黏膜下层

为致密结缔组织,较多血管和淋巴管及黏膜下神经丛。

*小肠表面积的三级扩大:皱襞、绒毛、微绒毛。三级扩大结构使小肠内表面积扩大了 400～600 倍。

（三）肌层

由内环、外纵两层平滑肌构成,之间有肌间神经丛。

（四）外膜

除十二指肠后壁外,均为浆膜。

五、大肠（结肠）

（一）黏膜

无环行和纵行皱襞（只在结肠袋之间有半月形皱襞，直肠下段有三个直肠横襞），无绒毛，表面光滑。表面上皮和大肠腺上皮结构似小肠，只是无帕内特细胞，特点为杯状细胞丰富。固有层含稠密的大肠腺，可见淋巴小结。黏膜肌层同小肠。

（二）黏膜下层

为致密结缔组织，可见成群的脂肪细胞。

（三）肌层

由内环、外纵两层平滑肌组成。内环肌节段性增厚，形成结肠袋；外纵肌局部增厚形成三条结肠带，带间纵行肌菲薄，甚至缺如。

（四）外膜

盲肠、结肠，除升、降结肠后壁外均为浆膜。直肠上段大部，中段前壁为浆膜，余为纤维膜。常见脂肪垂。

六、消化管的淋巴组织及其免疫功能（自学）

消化管淋巴组织
- 黏膜淋巴小结
- 弥散淋巴细胞
- 浆细胞
- 巨噬细胞
- 间质树突状细胞
- 朗格汉斯细胞
- 微皱褶细胞（M 细胞）

七、胃肠内分泌细胞

胃肠上皮和腺上皮的内分泌细胞有 40 多种，数量超过所有内分泌腺腺细胞的总和，所分泌的激素主要调节胃肠道的消化、吸收与分泌功能，也参与调节其他器官的生理活动。因此，胃肠可称为最大、最复杂的内分泌器官。

第二节　消化腺

目标要求

1. 掌握浆液腺、黏液腺与混合腺腺泡的结构特点,掌握腺细胞的超微结构特点。
2. 掌握胰腺的结构和功能。
3. 掌握肝细胞、肝小叶的光、电镜结构及门管区的结构,了解肝血循环特点及肝的功能。

　　消化腺包括分布于消化管壁内的许多小消化腺(如口腔黏膜小唾液腺、胃腺、肠腺等)和构成器官的大消化腺(唾液腺、胰腺和肝)。大消化腺是实质性器官,外包以结缔组织被膜,被膜的结缔组织伸入腺内,将腺分隔为若干叶和(或)小叶,血管、淋巴管和神经也随同进入腺内。腺分实质和间质两部分。由腺细胞组成的腺泡以及腺的导管为实质;被膜、叶间及小叶间结缔组织为间质。

一、唾液腺

(一)腺泡

1.结构特点

呈泡状或管泡状。腺细胞与基膜之间以及部分导管上皮与基膜之间有肌上皮细胞,其收缩有助于腺泡分泌物排出。

2.分类

腺泡分浆液性、黏液性和混合性 3 种类型。

浆液性腺泡:由浆液性腺细胞组成。在 HE 染色切片中,胞质染色较深。基部胞质
　　　　　嗜碱性较强,电镜下可见此处有较多粗面内质网和核糖体。核圆
　　　　　形,位于基部。顶部胞质内有较多嗜伊红的分泌颗粒(酶原颗粒)。
　　　　　浆液性腺泡分泌物较稀薄,含唾液淀粉酶

黏液性腺泡:由黏液性腺细胞组成。在 HE 染色切片中,胞质染色较浅,分泌颗粒
　　　　　不能显示。细胞核扁圆形,居细胞底部。电镜下则可见顶部胞质内有
　　　　　粗大的分泌颗粒(黏原颗粒)。黏液性腺泡的分泌物较黏稠,主要为
　　　　　黏液(糖蛋白)

混合性腺泡:由浆液性腺细胞和黏液性腺细胞共同组成。常见的形式是,腺泡主要
　　　　　由黏液性腺细胞组成,几个浆液性腺细胞位于腺泡的底部或附于腺泡
　　　　　的末端,在切片中呈半月形排列,故称为半月。半月的分泌物可经黏
　　　　　液性细胞间的小管释入腺泡腔内

(二)唾液腺组成和特点

腮腺:为纯浆液性腺,闰管长,纹状管较短。分泌物含唾液淀粉酶多,黏液少

下颌下腺:为混合腺,浆液性腺泡多,黏液性和混合性腺泡少。闰管短,纹状管发
　　　　达。分泌物含唾液淀粉酶较少,黏液较多

舌下腺:为混合腺,以黏液性和混合性腺泡为主,半月较多,无闰管,纹状管也较短。
　　　　分泌物以黏液为主

二、胰腺

　　胰腺表面覆以薄层结缔组织被膜,结缔组织伸入腺内将实质分隔为许多小叶,但人胰腺小叶分界不明显。腺实质由外分泌部和内分泌部两部分组成。外分泌部分泌胰液,含有多种消化酶,经导管排入十二指肠,在食物消化中起重要作用。内分泌部是散在于外分泌部之间的细胞团,称胰岛,它分泌的激素进入血液或淋巴,主要参与调节碳水化合物的代谢。

(一)外分泌部

　　外分泌部为浆液性复管泡状腺。小叶间结缔组织中有导管、血管、淋巴管和神经。

腺泡:由腺细胞围成,分泌多种消化酶。胰腺腺泡腔面还可见一些较小的扁平或立方形细胞,称为泡心细胞,细胞质染色淡,核圆形或卵圆形。泡心细胞是延伸入腺泡腔内的闰管上皮细胞

导管:泡心细胞→闰管(单层扁平或立方上皮)→小叶内导管→小叶间导管(单层柱状上皮)→主导管(单层高柱状上皮)+胆总管→十二指肠乳头。上皮内可见杯状细胞和内分泌细胞

胰液:胰液为碱性液体,内含多种消化酶和电解质

(二)内分泌部(胰岛)

内分泌部(胰岛)是由内分泌细胞组成的细胞团,分布于腺泡之间。人胰岛主要有A、B、D、PP四种细胞,HE染色切片中不易区分各种细胞,一些特殊染色法可显示A、B、D 3种细胞(表9-1)。

1. A细胞

约占胰岛细胞总数的20%。

形态:体积较大,多分布在胰岛周边部。

功能:分泌胰高血糖素,故又称胰高血糖素细胞。它的作用是促进肝细胞内的糖原分解为葡萄糖,并抑制糖原合成,故使血糖升高。

2. B细胞

约占胰岛细胞总数的70%。主要位于胰岛的中央部,分泌胰岛素,主要作用是促进细胞吸收血液内的葡萄糖作为细胞代谢的主要能量来源,同时也促进肝细胞将葡萄糖合成糖原或转化为脂肪。故胰岛素的作用与高血糖素相反,可使血糖降低。

胰岛素与胰高血糖素协同作用,使血糖水平保持动态平衡。若B细胞分泌胰岛素不足,可致血糖升高,并从尿中排出,即为糖尿病。若B细胞肿瘤或细胞功能亢进,则胰岛素分泌过多,可导致低血糖症。

3. D细胞

数量少,约占胰岛细胞总数的5%。D细胞散在于A、B细胞之间,并与A、B细胞紧密相贴,细胞间有缝隙连接。

功能:分泌生长抑素,它以旁分泌方式或经缝隙连接直接作用于邻近的A细胞、B细胞或PP细胞,抑制这些细胞的分泌功能。

4. PP细胞

数量很少,分泌胰多肽,具有抑制胃肠运动、胰液分泌及胆囊收缩的作用。

表 9-1 三种细胞的主要特点与功能

细胞种类	体积	数量	分布	功能
A 细胞	大	20%	周边	胰高血糖素
B 细胞	小	75%	中央	胰岛素
D 细胞		5%	A、B 细胞间	生长抑素

三、肝

肝是人体最大的消化腺,有复杂的生物化学功能。

(一)组织结构

1. 肝小叶

是肝脏结构与功能的基本单位,呈多面棱柱体,长约 2 mm,宽约 1 mm,有 50 万 ~ 100 万个。中央有一条贯穿其长轴的中央静脉。肝细胞以中央静脉为中心呈放射状排列,形成肝板、肝索。

(1)肝细胞

光镜:大,多面体,有血窦面、胆小管面和肝细胞邻接面。直径 20 ~ 30 μm,6 ~ 8 个面,核圆,1 ~ 2 个核,可见核仁,细胞质呈嗜酸性

电镜:各种细胞器均丰富
粗面内质网:合成多种血浆白质
滑面内质网:合成、转运胆汁;糖、脂、类固醇激素代谢,药物解毒
高尔基体:加工运输蛋白质、分泌胆汁
溶酶体 :代谢、更新、胆红素转运、储存铁
线粒体 :为肝细胞的功能活动提供能量

(2)肝血窦

分布:位于肝板之间的血流通路,血流由小叶周边汇入中央静脉
结构:腔大、不规则,借肝板上的孔互相吻合成网,窦壁由一层有孔内皮细胞围成,窦腔内可见肝巨噬细胞和大颗粒淋巴细胞
功能:通透性大,有利于肝细胞与血液间物质交换

(3)窦周隙:肝细胞与血窦壁内皮细胞之间存在一狭小的间隙,充满血浆。内有贮脂细胞,能储存维生素 A,也能产生细胞外基质,即产生窦周隙内网状纤维。在慢性肝炎、酒精性肝病等肝病时,贮脂细胞异常增殖,可导致肝硬化。

(4)胆小管:相邻肝细胞胞膜凹陷而成的微细管道(0.5 ~ 1 μm),内含胆汁。电镜观察,胆小管的壁就是肝细胞的细胞膜,有许多微绒毛突入管腔,管周围的相邻肝细胞膜之

间形成紧密连接和桥粒,以封闭胆小管周围的细胞间隙,防止胆汁外溢入血。

2.门管区

共有 3 种管道。相邻肝小叶之间的三角形或不规则形的结缔组织小区中,可见小叶间静脉、小叶间动脉和小叶间胆管,该小区称为门管区,每个肝小叶周围有 3～4 个门管区。

小叶间静脉:是门静脉的分支,壁薄、腔大而不规则,内皮外仅少量平滑肌
小叶间动脉:是肝动脉的分支,管径较细,腔小,管壁相对较厚,内皮外有环行平滑肌
小叶间胆管:是肝管的分支,由单层立方或矮柱状上皮构成

(二)肝的功能

合成——蛋白质、糖原、胆固醇、胆盐
储存——糖原、维生素
分泌——胆汁
解毒——氧化、还原、水解、结合
防御——巨噬细胞
造血(胎儿期)

四、胆囊

功能:储存和浓缩胆汁。

考核要点

一、单项选择题

A 型题

1.消化道管壁可分为哪几层(　　)

　　A.内膜、中膜、外膜　　　　B.内膜、中膜、浆膜　　　　C.内膜、中膜、纤维膜

　　D.内皮、肌层、纤维膜　　E.黏膜、黏膜下层、肌层、外膜

2.关于消化管的外膜,下列说法正确的是(　　)

　　A.食管和大肠末端为纤维膜

　　B.胃、空肠、回肠为浆膜

　　C.十二指肠、升结肠和降结肠的前壁为浆膜

　　D.盲肠、横结肠和乙状结肠为浆膜

　　E.以上均对

3.以下关于人食管结构的描述中,哪一项是错误的(　　)

A.腔面有纵行皱襞　　　　　　　　B.黏膜上皮为角化复层扁平上皮

C.黏膜肌层为一层纵行平滑肌　　　D.黏膜下层含黏液腺

E.管壁内既有平滑肌,又含骨骼肌

4.消化管壁内的神经丛可位于(　　　)

    A.黏膜层　　　　　　　B.固有膜　　　　　　　C.肌层

    D.外膜　　　　　　　　E.以上均不对

5.以下结构描述中.哪一项与壁细胞无关(　　　)

    A.细胞质嗜酸性　　　　　　B.可分泌盐酸　　　　C.胞质内富含线粒体

    D.细胞质内富含粗面内质网　　　E.细胞内含内分泌小管

6.关于胃酶细胞结构特点的描述,哪一项是错误的(　　　)

    A.呈柱状　　　　　　B.胞质嗜酸性　　　　　　C.胞质含丰富的粗面内质网

    D.细胞质内含发达的高尔基复合体　　　E.分泌胃蛋白酶原

7.胃底腺的主细胞可分泌(　　　)

    A.盐酸　　　　　　　B.胃蛋白酶　　　　　　C.胃蛋白酶原

    D.内因子　　　　　　E.维生素 B_{12}

8.消化管的帕内特细胞分布在(　　　)

    A.胃幽门腺底部　　　　B.小肠腺底部　　　　　C.大肠腺底部

    D.胃底腺底部　　　　　E.以上都对

9.胃黏膜之所以能抵御胃液等的侵蚀,是因为(　　　)

    A.胃液中的酶只是一种酶原,尚无分解消化作用

    B.上皮细胞分泌含有酸性黏多糖的黏液,具有保护作用

    C.上皮中杯状细胞分泌保护性黏液

    D.上皮细胞间紧密连接与表面黏液构成的屏障作用

    E.以上都正确

10.以下关于胃黏膜上皮的描述中,哪一项是错误的(　　　)

    A.为单柱　　　　　　B.含杯状细胞　　　　　C.细胞顶部含大量黏原颗粒

    D.HE 染色的标本中着色较淡　　　E.上皮细胞可分泌黏液

11.壁细胞多分布于(　　　)

    A.胃底腺的底部　　　　B.胃底腺的底部和颈部　　　C.胃底腺的颈部

    D.胃底腺的颈部和体部　　　E.胃底腺的底部和体部

12.盐酸的主要作用是(　　　)

    A.激活胃酶　　　　　　B.稀释毒物　　　　　C.参与蛋白质的消化

    D.激活胃蛋白酶原和杀菌　　　E.以上答案都对

13.胃腺壁细胞合成盐酸的部位是(　　　)

    A.滑面内质网　　　　　B.粗面内质网　　　　　C.高尔基复合体

    D.小管泡系　　　　　　E.细胞内分泌小管

14. 内因子是由以下哪一种细胞所分泌（　　）
　　A. 胃腺的主细胞　　　　B. 胃腺的颈黏液细胞　　　C. 胃腺的壁细胞
　　D. 胃腺的内分泌细胞　　E. 以上都不是

15. 下列哪一项结构与扩大小肠的表面积无关（　　）
　　A. 绒毛　　　　　　　　B. 微绒毛　　　　　　　　C. 小肠腺
　　D. 柱状细胞　　　　　　E. 环状皱襞

16. 组成小肠腺的主要细胞有（　　）
　　A. 柱状细胞、扁平细胞、帕内特细胞
　　B. 柱状细胞、帕内特细胞、壁细胞
　　C. 柱状细胞、壁细胞、主细胞
　　D. 柱状细胞、主细胞、颈黏液细胞
　　E. 柱状细胞、杯状细胞、帕内特细胞

17. 以下关于小肠绒毛的描述中,哪一项正确（　　）
　　A. 由单层柱状上皮组成
　　B. 由单层柱状上皮和固有层向肠腔突出而成
　　C. 由黏膜和黏膜下层向肠腔突出而成
　　D. 由黏膜下层向肠腔突出而成
　　E. 与水、电解质转运相关

18. 关于小肠绒毛固有层,以下哪项错误（　　）
　　A. 有丰富的毛细淋巴管网　　　　B. 有丰富的毛细血管网
　　C. 有散在的平滑肌纤维　　　　　D. 上皮吸收的脂类进入淋巴
　　E. 上皮吸收的氨基酸、单糖等进入血液

19. 以下哪项的黏膜上皮内有分泌黏液的细胞（　　）
　　A. 胃　　　　　　　　　B. 小肠　　　　　　　　　C. 结肠
　　D. 阑尾　　　　　　　　E. 以上都对

20. 结肠带的形成是由于（　　）
　　A. 外膜局部增厚　　　　B. 纵行肌局部增厚　　　　C. 环行肌局部增厚
　　D. 黏膜下层局部增厚　　E. 淋巴组织聚集

21. 关于帕内特细胞,以下哪一项是错误的（　　）
　　A. 分布在小肠腺的颈部　　　　　B. 胞质顶部充满嗜酸性颗粒
　　C. HE 染色切片中可辨认　　　　　D. 分泌的溶菌酶有灭菌作用
　　E. 除小肠腺外,其他腺体内无

22. 肠腺帕内特细胞内的嗜酸性分泌颗粒中含有（　　）
　　A. 蛋白酶　　　　　　　B. 脂酶　　　　　　　　　C. 组织胺酶
　　D. 溶菌酶　　　　　　　E. 过氧化物酶

23. 下列关于浆液性腺泡的描述,错误的是（　　）

A.腺细胞基部胞质嗜酸性较强

B.分泌颗粒聚集在腺细胞顶部

C.腺细胞含粗面内质网和核糖体较多

D.分泌物中含消化酶

E.以胞吐方式释放分泌物

24.分泌物含黏液的腺体是( )

 A.舌下腺   B.腮腺   C.胰腺

 D.汗腺   E.泪腺

25.下列关于胰岛特征的描述,哪项错误( )

 A.由内分泌细胞组成 B.HE 切片中可见 A、B、D、PP 四种细胞

 C.细胞间有丰富的毛细血管 D.胰岛大小不等

 E.位于腺泡之间

26.下列有关胰腺的描述,哪项错误( )

 A.纯浆液性腺   B.可见泡心细胞   C.有较多纹状管

 D.可见胰岛   E.闰管较长

27.胰岛分布于( )

 A.胰头和胰尾部较多 B.胰头部较多   C.胰尾部较多

 D.胰体部较多   E.均匀分布在胰腺内

28.人肝分界不清是由于( )

 A.肝细胞结构不典型 B.中央静脉管壁有平滑肌 C.肝血窦内皮不完整

 D.胆小管 HE 染色不易见到   E.结缔组织少

29.糖尿病可因下列哪种细胞退化所致( )

 A.胰岛 A 细胞   B.胰岛 B 细胞   C.胰岛 D 细胞

 D.胰岛 PP 细胞   E.泡心细胞

30.下列哪项不属于肝细胞内的滑面内质网的功能( )

 A.合成胆汁   B.合成血浆蛋白   C.解毒

 D.生物转化   E.灭活激素

31.窦周隙存在于( )

 A.肝小叶之间   B.肝细胞之间   C.肝细胞和胆小管

 D.肝板之间   E.肝细胞与内皮之间

32.与肝细胞的解毒功能有关的结构主要是( )

 A.高尔基复合体 B.溶酶体   C.粗面内质网

 D.滑面内质网   E.以上均不是

33.胆小管管壁是( )

 A.单层扁平上皮   B.单层柱状上皮   C.复层扁平上皮

 D.相邻肝细胞膜凹陷而成 E.以上都不是

34. 胆小管周围的肝细胞膜有(　　　)

    A. 紧密连接　　　　　　　B.缝隙连接　　　　　　　C.桥粒

    D. 连接复合体　　　　　　E. 基膜

35. 多数肝细胞核是(　　　)

    A. 单倍体　　　　　　　　B. 双倍体　　　　　　　　C.三倍体

    D. 四倍体　　　　　　　　E. 八倍体

36. 下列关于贮脂细胞的特征描述,错误的是(　　　)

    A. 形态不规则,有突起　　　　　　B. 胞质含有大小不等的脂滴

    C. 与肝的解毒功能有关　　　　　　D. 有产生胶原纤维的功能

    E. 有贮存维生素 A 的功能

37. 肝门管区内不含(　　　)

    A. 小叶间动脉　　　　　　B. 小叶间静脉　　　　　　C. 小叶间胆管

    D. 小叶下静脉　　　　　　E. 神经纤维和淋巴管

B 型题

备选答案(第 38 ~ 43 题)

    A. 杯状细胞　　　　　　　B. 壁细胞　　　　　　　　C. 主细胞

    D. 颈黏液细胞　　　　　　E. 帕内特细胞

38. 胞质含溶菌酶的细胞(　　　)

39. 分泌胃蛋白酶原的细胞(　　　)

40. 分泌盐酸的细胞(　　　)

41. 能分泌内因子的细胞(　　　)

42. 分泌凝乳酶的细胞(　　　)

43. 胞质内含肽酶的细胞(　　　)

备选答案(第 44 ~ 47 题)

    A. 胰高血糖素　　　　　　B. 胰岛素　　　　　　　　C. 生长抑素

    D. 胰多肽　　　　　　　　E. 内因子

44. 胰岛 B 细胞分泌(　　　)

45. 胰岛 D 细胞分泌(　　　)

46. 胰岛 A 细胞分泌(　　　)

47. 胰岛 PP 细胞分泌(　　　)

备选答案(第 48 ~ 51 题)

    A. 肝血窦　　　　　　　　B. 中央静脉　　　　　　　C. 小叶间静脉

    D. 胆小管　　　　　　　　E. 窦周间隙

48. 纵贯肝小叶中轴的结构是(　　　)

49. 位于相邻肝细胞之间的是(　　　)

50. 位于门管区内的是(　　　)

51. 位于肝细胞与血窦内皮细胞之间的是(　　)

备选答案(第52～55题)

    A. 贮脂细胞　　　　　　B. 库普弗细胞　　　　　　　C. 肝细胞

    D. 泡心细胞　　　　　　E. 胰腺导管上皮细胞

52. 分泌胆汁的细胞(　　)

53. 分泌水和离子的细胞(　　)

54. 属单核吞噬细胞系统的细胞(　　)

55. 贮存维生素A的细胞(　　)

二、判断题

1. 消化管壁内的神经丛主要分布在黏膜下层和肌层内。

2. 胃的贲门腺和幽门都是黏液腺,贲门腺内可见少量壁细胞,幽门腺内有较多内分泌细胞。

3. 颈黏液细胞位于胃小凹的开口处,是一种衰老退化的细胞。

4. 胃底腺壁细胞胞质呈嗜酸性,是由于胞质内有大量线粒体和发达的滑面质网。

5. 胃肠黏膜的腺体内均有一种未分化的细胞,可增殖分化,不断补充衰老死亡的上皮细胞。

6. 肠腔内 sIgA 的功能是它与肠腔内的抗原结合,使抗原易于进入肠壁组织引起免疫应答。

7. 唾液腺和胰腺外分泌部都是复管泡状腺,腺泡上皮都是由单层立方或锥形细胞组成。

8. 唾液腺和胰腺 HE 染色切片光镜观察下,其腺泡上皮细胞顶部胞质内均可见分泌颗粒。

9. 唾液腺和胰腺的导管均有吸收或分泌水或电解质的功能,故可影响和调节腺体分泌物的量和电解质含量。

10. 肝细胞内的粗面内质网参与胆汁分泌。

11. 胆小管是相邻肝细胞连接面质膜凹陷形成的微细小管。

12. 人肝内的结缔组织很少,相邻肝小叶常连成一片,分界不清。

13. 肝的小叶下静脉、小叶间动脉和小叶间胆管伴行于肝小叶之间的肝门管区内。

14. 肝小叶内的血流是从周边流向中央,肝小叶内的胆汁是从中央流向周边。

15. 肝细胞既分泌胆汁,又将物质释放入血,故肝细胞兼有外分泌和内分泌的功能特点。

16. 肝贮脂细胞的结构类似脂肪细胞,胞质内有一个大脂滴,细胞核被挤至边缘呈扁平状。

17. 肝小叶内邻近中央静脉的肝细胞摄取的营养和氧较充分,故其代谢和增殖能力较强;邻近小叶周边的肝细胞则反之。

18. 肝细胞发生变性坏死时,胆小管的正常结构被破坏,胆汁可溢入窦周隙,进入血窦,出现黄疸。

19.糖尿病是因为胰岛 A 细胞分泌功能亢进,胰高血糖素分泌过多,使血糖升高并从尿中排出。

20.胰高血糖素,促进糖原分解为葡萄糖,使血糖升高。

三、名词解释

1.胰岛　2.门管区　3.肝小叶　4.黏液–碳酸氢盐屏障

四、填空题

1.消化管壁自内向外依次分为 _____、_____、_____和_____。

2.肝的门管区由 _____、_____、_____三种管道组成。

3.胃底腺由 _____、_____、_____、_____和_____组成。

五、问答题

1.试述消化管壁的一般结构。

2.胰腺内分泌部由几种细胞组成?各有什么功能?

3.肝细胞的超微结构特点与肝功能有什么联系?

参考答案

第十章

呼吸系统

目标要求

1. 了解鼻黏膜及喉的结构与功能。
2. 掌握气管和支气管的结构。
3. 掌握肺的一般结构、肺泡的超微结构和功能。
4. 了解肺的血管、淋巴管和神经的分布。

呼吸系统的组成：鼻、咽、喉、气管、支气管、肺。

分部 { 导气部：鼻腔→终末细支气管。保持气道畅通和净化吸入的空气
     呼吸部：呼吸性细支气管→肺泡。气体交换

一、鼻腔和喉

鼻腔 {
　前庭部
　呼吸部黏膜 {
　　上皮：假复层纤毛柱状上皮
　　固有层：腺、静脉丛、淋巴组织
　}
　嗅部 {
　　嗅细胞
　　支持细胞
　　基细胞
　}
}

鼻和喉既是气体通道，又与发音有关，鼻还有嗅觉功能。

二、气管和支气管

（一）黏膜

1. 上皮层

为假复层纤毛柱状上皮,主要由以下细胞组成。

（1）纤毛细胞:柱状,游离面有纤毛,纤毛向咽侧定向摆动,有净化吸入空气的重要作用。

（2）杯状细胞:结构与肠道上皮的杯状细胞相似,它与管壁内腺体的分泌物在上皮表面共同构成一道黏液性屏障,黏附吸入空气中的异物,溶解吸入的 SO_2、CO 等有害气体。

（3）基细胞:呈锥形,位于上皮基底部,为干细胞,可增殖和分化为上皮中的其他各类细胞。

（4）刷细胞:柱状,游离面有许多排列整齐的微绒毛,形如刷状,有感受刺激的功能。

（5）小颗粒细胞:弥散的神经内分泌细胞,参与调节呼吸道平滑肌的收缩和腺体的分泌。

2. 固有层

为结缔组织,其中浆细胞和上皮细胞联合分泌 sIgA,具有免疫防御功能。

（二）黏膜下层

为疏松结缔组织,含有较多混合性腺、血管、淋巴管和神经丛。

（三）外膜

为疏松结缔组织,较厚,由"C"形透明软骨环构成管壁支架,后壁为膜壁。咳嗽反射时平滑肌收缩,使气管腔缩小,有助于清除痰液。

三、肺

肺的一般结构
- 浆膜:胸膜脏层
- 实质:肺内各级支气管分支及大量肺泡
  - 支气管树
  - 肺小叶:是每个细支气管连同它的各级分支和肺泡构成的底朝向表面,尖朝向肺门的锥体形结构。每叶肺有 50～80 个
- 间质:富含血管、神经、淋巴管和弹性纤维

（一）肺导气部

1. 组成

肺内叶支气管和段支气管、小支气管、细支气管、终末细支气管。

2. 管壁结构变化规律

上皮层:假复层纤毛柱状→单层纤毛柱状→单层柱状

杯状细胞:多→少→消失

固有层:平滑肌(量)少→多

           平滑肌(排列)散在→螺旋→环行肌束→环行肌层

黏膜下层:腺体多→少→消失

外膜:软骨环→不规则软骨片(多)→不规则软骨片(少)→消失

（二）肺呼吸部

1. 结构特点

呼吸性细支气管:管壁上有少量肺泡开口

肺泡管:相邻肺泡隔之间有结节状膨大

肺泡囊:多个肺泡的共同开口处,无管壁结构

肺泡:半球形小囊

2. 肺泡上皮

由Ⅰ型肺泡细胞和Ⅱ型肺泡细胞组成。

（1）Ⅰ型肺泡细胞:覆盖肺泡表面积的95%,无增殖能力,损伤后由Ⅱ型细胞增殖分化补充。

LM:细胞扁平,表面光滑,含核部分略厚,其他部分很薄

EM:宽大而扁薄,细胞器少,吞饮小泡多,细胞间有紧密连接

功能:气体交换,参与构成气-血屏障

气-血屏障:肺泡内气体与血液内气体进行交换所通过的结构,称为气-血屏障。包括肺泡表面液体层、Ⅰ型肺泡细胞与基膜、薄层结缔组织、毛细血管基膜与内皮。气-血屏障总厚度很薄,有利于肺部气体交换。

（2）Ⅱ型肺泡细胞:位于Ⅰ型肺泡细胞之间,数量较多。

LM:圆形或立方形,嵌于Ⅰ型肺泡细胞之间,突向肺泡腔,着色较浅,呈泡沫状

EM:有短小的微绒毛,核上方有较多的分泌颗粒

功能:分泌表面活性物质以降低肺泡表面张力,稳定肺泡直径;当Ⅰ型肺泡细胞损伤时,能增殖转化为Ⅰ型肺泡细胞

（3）肺泡隔:是相邻肺泡之间的薄层结缔组织,属肺的间质,除含有较多的巨噬细胞、成纤维细胞、浆细胞、淋巴管和神经纤维外,还具有以下两个重要特点:含丰富的毛细血管网(功能性);含丰富的弹性纤维,以利于肺的呼气(弹性回缩)。

(4)肺泡孔:相邻肺泡之间气体流通的小孔,可平衡肺泡间气体含量,当终末细支气管或呼吸性细支气管阻塞时,起侧支通气作用,防止肺泡萎缩;但在肺部感染时,也是炎症扩散、蔓延的通道。

(5)肺巨噬细胞和肺内分泌细胞

$$\left\{\begin{array}{l}\text{肺巨噬细胞:由单核细胞分化而来,广泛分布在肺间质内,肺泡隔内更多,吞噬大量}\\\text{尘粒的肺巨噬细胞又称为尘细胞;在心力衰竭导致肺淤血时,大量红}\\\text{细胞从毛细血管穿出,被巨噬细胞吞噬,胞质内含大量血红蛋白分解}\\\text{产物——含铁血黄素颗粒,称为心力衰竭细胞}\\\text{肺内分泌细胞:主要指肺内皮细胞及其所含酶系统,具有合成和代谢多种物质的功}\\\text{能,参与调节机体的生理平衡}\end{array}\right.$$

(三)肺的血管

两套血管 $\left\{\begin{array}{l}\text{肺动脉与肺静脉:完成气体交换}\\\text{支气管动脉与支气管静脉:营养作用}\end{array}\right.$

考核要点

一、单项选择题

A 型题

1. 下列哪处黏膜含丰富的静脉丛( )
   A. 鼻前庭部　　　　　　B. 鼻呼吸部　　　　　　C. 鼻嗅部
   D. 口腔　　　　　　　　E. 舌

2. 气管上皮由以下哪些细胞组成( )
   A. 纤毛细胞、杯状细胞、基细胞、克拉拉细胞
   B. 柱状细胞、杯状细胞、基细胞、帕内特细胞、颗粒细胞
   C. 纤毛细胞、杯状细胞、梭形细胞、刷细胞、颗粒细胞
   D. 纤毛细胞、杯状细胞、基细胞、刷细胞、小颗粒细胞
   E. 柱状细胞、壁细胞、基细胞、杯状细胞、刷细胞

3. 关于气管壁的结构,下列哪项是错误的( )
   A. 假复层纤毛柱状上皮　　B. 上皮内有杯状细胞　　　C. 固有层内有混合性腺体
   D. 外膜中有透明软骨环　　E. 黏膜下层有混合性腺体

4. 气管和支气管上皮内具有增殖分化能力的细胞是( )
   A. 纤毛细胞　　　　　　B. 杯状细胞　　　　　　C. 基细胞
   D. 刷细胞　　　　　　　E. 小颗粒细胞

5. 气管上皮中,游离面有许多长而直的微绒毛的细胞是( )

A.刷细胞   B.纤毛细胞   C.杯状细胞

D.基细胞   E.小颗粒细胞

6.下列关于呼吸道上皮内分泌细胞的描述哪项错误( )

A.属于 APUD 系统

B.分泌 5-羟色胺

C.锥体状,基部胞质内含分泌颗粒

D.参与神经上皮小体的构成

E.分泌物必须通过血液循环发挥作用

7.肺表面覆以浆膜,其构成是( )

A.内皮   B.间皮   C.间皮和脂肪组织

D.内皮和结缔组织   E.间皮和结缔组织

8.下列关于支气管树结构的变化描述错误的是( )

A.管径逐渐变细,管壁逐渐变薄

B.上皮逐渐变薄,杯状细胞逐渐变少以至消失

C.软骨呈不规则片状,逐渐减少以至消失

D.腺体逐渐变少,最后消失

E.肌层越来越薄

9.下列哪个部位的平滑肌呈明显环行( )

A.叶支气管和段支气管   B.段支气管和小支气管

C.小支气管和细支气管   D.细支气管和终末细支气管

E.呼吸性支气管

10.影响肺泡的气体流量的结构是( )

A.细支气管和终末细支气管   B.呼吸性细支气管   C.肺泡管

D.肺泡管和肺泡   E.以上均不是

11.下列关于终末细支气管错误的叙述是( )

A.单层柱状上皮   B.上皮由柱状细胞和克拉拉细胞构成

C.有完整的平滑肌层   D.有腺体

E.无杯状细胞

12.克拉拉细胞能分泌( )

A.黏液   B.5-羟色胺   C.磷脂及黏多糖

D.表面活性物质   E.蛋白水解酶

13.上皮中无杯状细胞的结构是( )

A.支气管   B.叶支气管   C.小支气管

D.细支气管   E.终末细支气管

14.关于呼吸性细支气管的结构特点,以下哪一项是正确的( )

A.是细支气管的分支

B.由许多肺泡围成,无纤毛细胞和分泌细胞

C.管壁内无平滑肌

D.可见少量腺体

E.以上均不对

15.呼气时,促进肺泡回缩的主要因素是(　　)

　　A.肺泡隔胶原纤维　　　B.肺泡隔弹性纤维　　　C.肺泡隔平滑肌纤维

　　D.肺泡的表面活性物质　E.肺泡开口处的平滑肌纤维

16.管壁呈结节性膨大的结构是(　　)

　　A.终末细支气管　　　　B.呼吸性细支气管　　　C.肺泡管

　　D.肺泡囊　　　　　　　E.肺泡

17.肺泡表面活性物质的主要成分及作用是(　　)

　　A.磷脂,降低肺泡表面张力　　　　B.磷脂,提高肺泡表面张力

　　C.糖蛋白,提高肺泡表面张力　　　D.糖蛋白,降低肺泡表面张力

　　E.糖脂,保护肺泡上皮

18.心力衰竭患者肺内出现的心力衰竭细胞是(　　)

　　A.功能衰竭的巨噬细胞

　　B.功能衰竭的心肌细胞

　　C.吞噬血红蛋白分解产物的中性粒细胞

　　D.吞噬心肌纤维分解产物的巨噬细胞

　　E.吞噬血红蛋白分解产物的巨噬细胞

19.下列关于Ⅰ型肺泡细胞的描述哪项错误(　　)

　　A.是一种扁平的细胞　　　　　B.可分裂增殖,修复肺泡

　　C.胞质内含吞饮小泡　　　　　D.表面有一层表面活性物质

　　E.是气体交换的部位

20.电镜下观察辨认Ⅱ型肺泡细胞的主要依据是(　　)

　　A.表面微绒毛较多　　B.线粒体丰富　　　C.溶酶体丰富

　　D.内质网发达　　　　E.有许多分泌颗粒

21.下列关于Ⅱ型肺泡细胞的描述哪项错误(　　)

　　A.细胞呈球形或立方形　B.能分泌表面活性物质　　C.细胞器发达

　　D.有少量微绒毛　　　　E.无分泌颗粒

B型题

备选答案(第22~26题)

　　A.复层扁平上皮　　　B.假复层纤毛柱状上皮　　C.单层纤毛柱状上皮

　　D.假复层柱状上皮　　E.单层扁平上皮

22.嗅黏膜(　　)

23.气管(　　)

24. 小支气管（　　）

25. 终末细支气管（　　）

26. 肺泡（　　）

备选答案（第27～31题）

　　A. 呼吸功能　　　　　B. 导气功能　　　　　C. 肺小叶

　　D. 平衡肺泡间气压　　E. 吞噬尘粒后称为尘细胞

27. 一个细支气管连同其各级分支和肺泡构成（　　）

28. 终末细支气管具有（　　）

29. 呼吸性细支气管具有（　　）

30. 肺泡孔（　　）

31. 肺泡巨噬细胞（　　）

备选答案（第32～36题）

　　A. 呼吸系统的导气部　　B. 呼吸系统的呼吸部　　C. 肺实质

　　D. 肺泡　　　　　　　　E. 肺泡管

32. 肺支气管各级分支及终末的肺泡（　　）

33. 从鼻腔到肺内的终末细支气管（　　）

34. 从肺内呼吸性细支气管至肺泡（　　）

35. 无气体交换功能（　　）

36. 气体交换的主要场所（　　）

备选答案（第37～41题）

　　A. 相邻肺泡间的结缔组织　　　　　　　B. 多个肺泡的共同开口处

　　C. 肺内结缔组织、血管、淋巴管和神经等　　D. 不属于肺呼吸部的结构

　　E. 管壁上开始出现肺泡，上皮为单层柱状或单层立方上皮

37. 肺泡囊（　　）

38. 呼吸性细支气管（　　）

39. 肺间质是指（　　）

40. 肺泡隔是（　　）

41. 终末细支气管（　　）

备选答案（第42～46题）

　　A. Ⅰ型肺泡细胞　　　B. Ⅱ型肺泡细胞　　　C. 纤毛细胞

　　D. 刷细胞　　　　　　E. 基底细胞

42. 胞质内有嗜锇性板层小体（　　）

43. 细胞扁平，吞饮小泡甚多（　　）

44. 细胞锥形，夹在纤毛细胞之间，具有分裂增殖功能（　　）

45. 分泌表面活性物质（　　）

46. 参与构成气-血屏障（　　）

二、判断题

1. 气管与支气管管壁的外膜均有软骨。

2. 呼吸系统由相互连通的一系列管道构成,其中从鼻到支气管各段为导气部,肺内各级分支为呼吸部。

3. 呼吸道导气部的黏膜下层不一定都含有混合性腺体。

4. 老年人肺气肿是由肺泡隔内的弹性纤维退化,肺泡隔支持作用减弱而导致的。

5. Ⅰ型肺泡细胞数量较Ⅱ型肺泡细胞多,故前者覆盖肺泡表面的绝大部分。

6. 肺泡隔内的毛细血管为有孔型,利于气体交换;肺导气部管壁内的毛细血管则为连续型。

7. 肺泡隔是由相邻肺泡的上皮及它们之间的结缔组织共同组成的。

8. 刷细胞游离面有密集的纤毛。

三、名词解释

1. 气-血屏障   2. 肺泡隔   3. 肺泡孔   4. 肺小叶

四、填空题

1. 气管的黏膜上皮为假复层纤毛柱状上皮,由 _____、_____、_____ __、_____和_____组成。

2. 肺泡上皮由 _____、_____组成。

3. 肺导气部主要包括_____、_____、_____、_____和_____。

五、问答题

1. 简述肺导气部结构的变化规律。

2. 简述肺呼吸部的组织结构特点。

参考答案

第十一章

泌尿系统

目标要求

1. 掌握肾单位的分部及其光、电镜结构和功能。
2. 掌握肾球旁复合体的组成、结构和功能。
3. 了解肾血液循环的特点。
4. 了解集合小管、乳头管、肾盂、肾盏,以及输尿管和膀胱(自学)的一般结构。

一、肾的一般结构

被膜:薄层致密结缔组织构成的纤维膜

实质 { 皮质:髓放线、皮质迷路、肾柱
髓质:肾锥体(10 余个)

肾叶:由一个肾锥体与相连的皮质构成。

肾小叶:由每个髓放线及其周围的皮质迷路构成。

二、肾单位

肾单位是肾的结构和功能单位,由肾小体和肾小管两部分组成,每个肾有 100 万个以上的肾单位,它们与集合管共同行使泌尿功能。

肾单位的分类 { 浅表肾单位:数量多,约占肾单位总数的 85%,其肾小体位于皮质浅部,肾小体体积较小,髓袢和细段均较短

髓旁肾单位:数量较少,约占肾单位总数的 15%,肾小体体积较大,髓袢和细段均较长。对尿液浓缩具有重要的生理意义

(一) 肾小体

肾小体又称为肾小球,球形,直径 150~250 μm,由肾小囊和血管球组成。微动脉出入的一端称为血管极,另一端在血管极的对侧,肾小囊与近端小管相连接称为尿极。

1. 血管球

是包在肾小囊中的一团盘曲的毛细血管球。较粗的入球微动脉进入肾小囊后分成 4~5 支,每支再分支形成袢状毛细血管网,每个血管袢之间有血管系膜支持,毛细血管继而又汇成一条较细的出球微动脉,从血管极处离开肾小囊。

2. 肾小囊

壁层:外层,由单层扁平上皮构成,在肾小体尿极与近端小管上皮相连续,在血管极处反折为脏层

肾小囊腔:为两层上皮之间的狭窄腔隙,与近曲小管管腔相通

脏层:内层,由足细胞构成

足细胞:体积较大,有许多足状突起的细胞,核染色较浅

3. 滤过屏障

滤过屏障是肾小囊腔与肾血管球毛细血管腔之间的结构。

组成 ┤有孔毛细血管内皮
　　　基膜
　　　足细胞裂孔膜

功能:可选择性滤过物质,血液流经此处时,通过滤过屏障形成原尿(滤液)

(二) 肾小管

肾小管是由单层上皮细胞围成的小管,上皮外为基膜及少量结缔组织。肾小管分为近端小管、细段和远端小管三部分,近端小管与肾小囊相连,远端小管连接集合小管。肾小管的功能主要为重吸收、分泌和排泄等 。

1. 肾小管的分类

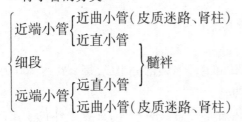

近端小管 ┤近曲小管(皮质迷路、肾柱)
　　　　　　近直小管

细段 ┄┄ 髓袢

远端小管 ┤远直小管
　　　　　　远曲小管(皮质迷路、肾柱)

2. 肾小管的功能

近端小管：是原尿重吸收的主要场所,原尿中几乎全部葡萄糖、氨基酸和蛋白质以及大部分水、离子和尿素等均在此重吸收。此外,近端小管还向腔内分泌氢离子、氨、肌酐和马尿酸等,还能转运和排出血液中的酚红和青霉素等药物。临床利用马尿酸或酚红排泄试验,来检测近端小管的功能状态

远端小管：是离子交换的重要部位,细胞有吸收水、Na^+ 和排出 K^+、H^+、NH_3 等作用,对维持体液的酸碱平衡起重要作用。肾上腺皮质分泌的醛固酮能促进此段重吸收 Na^+、排出 K^+,垂体后叶抗利尿激素能促进此段对水的重吸收,使尿液浓缩,尿量减少

三、集合管系

形态：集合管系的上皮细胞胞质着色较浅,细胞界限清晰,核圆形,位于细胞中央。细胞器较少,游离面有少量微绒毛,也有少量侧突和短小的质膜内褶

分类：弓形集合小管
直集合小管
乳头管

功能：具有重吸收 H_2O、Na^+ 及排出 K^+ 的功能,使原尿进一步得到浓缩

四、球旁复合体

球旁复合体又称肾小球旁器,位于肾小体血管极处的一个三角形区域内。由球旁细胞、致密斑、球外系膜细胞组成,具有调节血压、水及电解质平衡的功能。

组成：
球旁细胞：由入球微动脉管壁中膜平滑肌细胞转化而成
致密斑：由远端小管靠近血管极处,贴近肾小体一侧的上皮细胞转化而成的椭圆形斑状结构
球外系膜细胞：又称极垫细胞,是充填于肾小体血管极三角区内的细胞团,经肾小体门部与球内系膜细胞相延续

功能：
球旁细胞：分泌肾素和促红细胞生成素
致密斑：是一种离子感受器,能感受远端小管内滤液中 Na^+ 浓度的变化
球外系膜细胞：传递"信息"

五、肾血液循环特点

（1）肾动脉直接起源于腹主动脉,短而粗,血流量大,约占心输出量的1/4,即每4～

5 分钟人体内的血液全部流经肾而被过滤。

（2）肾小体血管球的毛细血管两端皆为微动脉,入球微动脉管径比出球微动脉粗,使血管球内血流量大,血压高,有利于滤过。出球微动脉的平滑肌收缩可主动调节血管球内的血压。

（3）肾内血管通路中出现两次毛细血管,即血管球毛细血管和球后毛细血管网。由于血液流经血管球时大量水分被滤出,因此分布在肾小管周围的球后毛细血管内血液的胶体渗透压甚高,有利于肾小管上皮细胞重吸收的物质进入血流。

（4）髓质内直小血管袢与髓袢伴行,有利于肾小管和集合小管的重吸收和尿液浓缩。

（5）肾内不同区域的血流量不同,皮质血流量大,流速快;髓质血流量小,仅占肾血流量的 10% ,流速亦慢。

考核要点

一、单项选择题

A 型题

1. 一个肾小叶的组成是(　　)
   A. 两个髓放线之间的皮质迷路　　　　B. 肾锥体及相连的皮质
   C. 每条髓放线及其周围的皮质迷路　　D. 以集合小管为中心及其周围的髓质
   E. 每个肾锥体就是一个肾小叶

2. 皮质迷路是指(　　)
   A. 相邻肾锥体之间的皮质　B. 肾小体所在部位　　　C. 近曲小管所在部位
   D. 髓放线之间的皮质　　　E. 从肾锥体底部呈辐射状伸入皮质的条纹

3. 肾皮质迷路内存在着泌尿小管的哪些部分(　　)
   A. 肾小体、近端小管和集合管
   B. 肾小体、近端小管和远端小管直部
   C. 肾小体、近曲小管和远曲小管
   D. 近曲小管、集合管和远曲小管
   E. 近端小管、集合管和远端小管

4. 下列有关浅表肾单位的叙述,哪项是对的(　　)
   A. 肾小体靠近髓质　　B. 浅表肾单位发生较早　　C. 肾小体体积较大
   D. 占肾单位的大多数　E. 细段较长

5. 下列关于肾单位的描述中,哪项是错误的(　　)
   A. 为肾的结构和功能单位　　　　B. 由肾小体和肾小管组成
   C. 可分为皮质肾单位和髓旁肾单位　D. 每个肾所含肾单位多达 100 万个以上
   E. 肾单位仅位于皮质

6. 下列关于肾小体血管球的描述中,哪项是错误的(　　)
   A. 为入球小动脉分支形成的袢状毛细血管
   B. 为有孔型毛细血管
   C. 孔眼密度较大,孔上一般有隔膜覆盖
   D. 毛细血管之间有血管系膜
   E. 汇合成一条出球小动脉离开肾小体

7. 肾球后毛细血管来自(　　)
   A. 被膜内的动脉　　　　　B. 入球微动脉　　　　　C. 出球微动脉
   D. 小叶间动脉　　　　　E. 直小动脉

8. 下列关于足细胞的描述中,哪项是错误的(　　)
   A. 为肾小囊脏层细胞
   B. 形态特殊,有许多突起
   C. 胞体较大,从胞体发出数个较大的初级突起
   D. 每个初级突起均发出许多次级突起,并相互穿插
   E. 突起间的孔隙称裂孔,裂孔上无膜覆盖

9. 下列结构中能滤过血液形成原尿的是(　　)
   A. 近端小管　　　　　B. 细段　　　　　C. 远端小管
   D. 集合管　　　　　E. 肾小体

10. 下列关于肾小囊的描述中,哪项是错误的(　　)
    A. 为肾小管起始部膨大并凹陷而成的双层杯状囊
    B. 壁层为单层立方上皮
    C. 肾小囊与近端小管相连的一端为肾小体的尿极
    D. 血管球滤过形成的滤液首先进入肾小囊腔
    E. 在血管极处肾小囊壁层返折与脏层相连

11. 组成肾小体滤过膜的基膜是(　　)
    A. 位于肾小囊脏层与壁层之间　　　B. 基膜不完整
    C. 由类脂和蛋白质相嵌而成　　　D. 由多糖和蛋白质构成
    E. 电镜下可分三层,中层密度低,内外两层密度高

12. 下列哪种物质不能透过滤过膜(　　)
    A. 氨基酸　　　　　B. 葡萄糖　　　　　C. 白蛋白
    D. 过氧化物酶　　　　　E. 无机盐

13. 肾小管包括(　　)
    A. 近端小管、髓袢、远端小管、集合小管
    B. 近端小管直部、细段、远端小管直部
    C. 近端小管曲部、细段、远端小管曲部
    D. 近端小管、髓袢、远端小管

E. 以上均不对

14. HE 切片近端小管曲部的细胞界限不清的主要原因是(　　)

    A. 细胞膜极薄　　　　　　　B. 细胞膜易于溶解　　　C. 细胞间质极少

    D. 相邻细胞侧突互相嵌合　　E. 细胞质嗜色性太弱

15. 肾小管各段中微绒毛最发达的部位存在于(　　)

    A. 近端小管曲部　　　　　B. 远端小管曲部　　　　　　C. 近端小管直部

    D. 远端小管直部　　　　　E. 细段

16. 受醛固酮调节的是(　　)

    A. 近端小管　　　　　　　B. 细段　　　　　　　　　　C. 远端小管

    D. 髓袢　　　　　　　　　E. 远曲小管和集合管

17. 下列关于集合管的描述错误的是(　　)

    A. 管壁上皮细胞由单层立方逐渐转变为单层柱状

    B. 上皮细胞界限较肾小管清楚

    C. 一条集合小管与一个肾单位的远曲小管相连

    D. 与尿液浓缩有关

    E. 多个集合小管汇聚开口于肾乳头

18. 下列有关血管系膜细胞的描述,哪项错误(　　)

    A. 存在于血管球毛细血管之间或出、入球小动脉之间

    B. 有球外系膜细胞和球内系膜细胞两种

    C. 球外系膜细胞具有分泌前列腺素的功能

    D. 球内系膜细胞具有吞噬、参与基膜更新等作用

    E. 对出、入球动脉和球内毛细血管有固定作用

19. 球旁细胞由何种细胞分化而成(　　)

    A. 小叶间动脉平滑肌细胞　　　　　B. 入球微动脉内皮细胞

    C. 入球微动脉平滑肌细胞　　　　　D. 出球微动脉内皮细胞

    E. 出球微动脉平滑肌细胞

20. 致密斑由何种细胞分化而成(　　)

    A. 近端小管上皮　　　　　B. 近曲小管上皮　　　　　　C. 集合小管上皮

    D. 远端小管上皮　　　　　E. 远曲小管上皮

B 型题

备选答案(第 21~25 题)

    A. 泌尿小管　　　　　　　B. 肾单位　　　　　　　　　C. 肾小管

    D. 肾小体　　　　　　　　E. 髓袢

21. 由肾小体和肾小管组成(　　)

22. 由近端小管直部、细段和远端小管直部组成(　　)

23. 由肾单位和集合管组成(　　)

24. 由近端小管、细段和远端小管组成（　　）

25. 由血管球和肾小囊组成（　　）

备选答案（第26~30题）

A. 多孔、无隔膜覆盖的内皮细胞　　B. 足细胞　　C. 单层扁平细胞

D. 单层立方或锥体形细胞　　　　E. 单层高柱状细胞

26. 肾小囊壁层细胞为（　　）

27. 近端小管管壁细胞为（　　）

28. 乳头管管壁细胞为（　　）

29. 肾小囊脏层细胞为（　　）

30. 肾小体血管球毛细血管细胞为（　　）

备选答案（第31~35题）

A. 球旁细胞　　　B. 足细胞裂孔膜　　　C. 促红细胞生成素

D. 致密斑　　　E. 肾间质细胞

31. 参与形成滤过膜（　　）

32. 缺乏时引起贫血（　　）

33. Na^+感受器（　　）

34. 分泌肾素（　　）

35. 分泌前列腺素（　　）

备选答案（第36~40题）

A. 近端小管　　　B. 细段　　　C. 远端小管

D. 集合管　　　E. 髓袢

36. 细胞界限不清，胞质嗜酸性，核近基部，基部有纵纹（　　）

37. 胞质弱嗜酸性，着色浅，核居中或近腔面，基部纵纹明显（　　）

38. 细胞立方形至高柱状，界限清楚，核圆居中（　　）

39. 细胞为单层扁平上皮（　　）

40. 末端开口于肾乳头（　　）

二、判断题

1. 髓袢由近端小管、细段和远端小管共同组成。

2. 近曲小管腔面有刷状缘，基底部有纵纹。

3. 肾的血液循环中，髓质内直小血管袢与髓袢伴行。

4. 球旁细胞分泌的物质为前列腺素和促红细胞生成素。

5. 髓袢的组成是近、远端小管直部。

6. 球内系膜细胞的功能是构成裂孔膜。

三、名词解释

1. 肾单位　2. 滤过屏障　3. 球旁复合体

四、填空题

1. 泌尿系统包括_____、_____、_____和_____。

2. 一个肾叶由_____和_____组成。一个肾小叶由_____和_____组成。

3. 肾小体有两个极,与近端小管相连接的一端称_____,与入球、出球小动脉相连接的一端称_____。

4. 肾小体有两个极,分别称_____和_____,前者有_____和_____进出,后者与_____相连。

5. 肾血管球毛细血管为_____型毛细血管,内皮的细胞衣富含_____,带_____电荷,光镜下观察,其中主要有三种细胞(血细胞除外),它们是_____、_____和_____。

6. 球内系膜主要由_____和_____组成。

7. 肾小囊壁层为_____上皮,在肾小体的_____处与近曲小管上皮相连续,在_____处反折为肾小囊脏层,脏层细胞为_____,其突起间的裂隙称_____。

8. 肾小管中最长最粗的是_____,最短最细的是_____,重吸收原尿的主要部分是_____,能浓缩尿液并受抗利尿激素和醛固酮调节的是_____。

9. 近端小管曲部位于_____和_____内,管壁上皮细胞为单层_____形或_____形。细胞特点为细胞边界_____,细胞质嗜_____性,细胞游离面有_____,电镜下是_____;细胞基底部有_____,电镜下是_____和纵行排列的_____。

10. 集合管系分为_____、_____和_____三部分,随着管径的变粗,管壁上皮由_____变为_____,至末段处成为_____。

11. 球旁复合体位于肾小体的_____外,它大致为三角形,该三角形的底是_____,两个侧边是_____和_____,中心为_____。

12. 肾的_____内的血流量大,流速快;_____内的血流量小,流速慢。肾的叶间动脉和叶间静脉行于_____内,小叶间动脉和小叶间静脉行于_____内。

13. 肾内组成直血管袢的血管称为_____和_____,行于_____内,与_____相伴行,与肾的_____功能相关。

五、问答题

1. 简述原尿和终尿的异同点。
2. 简述肾的血液循环的特点。
3. 简述肾的内分泌功能。
4. 膀胱的哪些结构特点与其功能相适?
5. 试述肾小体的组成、结构及功能。

6. 试述肾小管各段结构特点及功能。

7. 论述与原尿形成相关的组织结构。

8. 试述球旁复合体的组成、形态结构及功能。

参考答案

第十二章

皮　肤

目标要求

1. 掌握皮肤的组成和功能。
2. 掌握表皮的分层及表皮的细胞形态类型和基本功能。
3. 熟悉角质形成细胞的角化过程。
4. 熟悉皮肤附属器的类型、结构特点和功能。
5. 了解皮下组织的结构和皮肤的功能与再生。

$$
\text{皮肤的组成} \begin{cases} \text{表皮} \\ \text{真皮} \\ \text{皮肤附属器} \end{cases}
$$

$$
\text{皮肤的功能} \begin{cases} \text{屏障保护} \\ \text{感受器} \\ \text{分泌、排泄、吸收、调节体温、免疫应答} \end{cases}
$$

一、表皮

（一）结构特点

表皮为角化的复层扁平上皮,人体各部位的表皮厚度不一。细胞可分角质形成细胞和非角质形成细胞。

(二)角质形成细胞

基底层:附着于基膜上,为一层矮柱状或立方形细胞,称基底细胞,是表皮的干细胞,具有活跃的分裂增殖能力,不断产生新细胞向表层推移,补充表面衰老脱落的细胞

棘层:由4~10层体积较大的多边形细胞组成,细胞表面有许多短小的棘状突起,故称棘细胞。相邻细胞的突起以桥粒相连,胞质内有含脂质的板层颗粒。细胞以胞吐的方式将脂质排到细胞间隙,既增强表皮的牢固性,又防止水溶性物质通过

颗粒层:由3~5层梭形细胞组成,细胞核与细胞器趋于退化,胞质内有许多大小不等的透明角质颗粒,呈强嗜碱性

透明层:由3~4层扁平细胞组成,细胞核与细胞器已消失,细胞均质透明,细胞界限不清

角质层:由多层扁平的角质细胞组成,细胞已完全角化,胞质内充满角蛋白,细胞连接松散,脱落后成为皮屑。角质层构成皮肤重要的保护层,使皮肤耐受摩擦,阻挡外来物质侵害,防止体内水分丢失

角化:是角质形成细胞由基底层到角质层的动态变化过程,也是逐渐形成角蛋白的过程

(三)非角质形成细胞

黑素细胞:分布于基底细胞之间,胞体较大,有较长突起。胞质内含多个椭圆形小体,称黑素体,内含酪氨酸酶,能将酪氨酸转化成黑色素。黑素体内充满黑色素后称为黑素颗粒。黑色素是决定皮肤颜色的重要因素,还有吸收紫外线以保护深层组织免受辐射损伤的作用

朗格汉斯细胞:散在分布于棘层内,有树突状突起,能捕获和处理侵入皮肤的抗原,并传递给T细胞,是皮肤的重要免疫细胞

梅克尔细胞:数量少,存在于基底层中,扁平形,有短指状突起,可能为接受机械刺激的感觉细胞

二、真皮

位于表皮下面,由结缔组织组成,分为乳头层和网织层。

乳头层：为紧靠表皮的薄层结缔组织，纤维较细密，含丰富毛细血管和神经末梢，如游离神经末梢、触觉小体。该层向表皮底部凸出，形成许多乳头状隆起，称为真皮乳头，增大了表皮与真皮的连接面积，有利于两者牢固连接，并有利于表皮获得营养

网织层：为乳头层深部较厚的致密结缔组织，纤维粗大，内有较多的血管、神经和淋巴管，深部常见环层小体

三、皮下组织

位于真皮的深部，由疏松结缔组织和脂肪组织组成，将皮肤与深部组织相连，并使皮肤有一定的活动性。皮下组织还有缓冲、保温、储存能量等作用。其厚度有个体差异。

四、皮肤的附属器

（一）毛

1. 毛的结构

可分毛干、毛根和毛球 3 部分。

毛干：是毛露出皮肤外的部分

毛根：是毛埋于皮肤内的部分。毛根包在由上皮和结缔组织组成的毛囊内

毛球：毛根和毛囊下端合为一体，形成膨大的毛球。毛球底部凹陷，有结缔组织突入，称毛乳头，内含丰富的血管和神经，可供应毛的营养，对毛的生长起诱导作用

立毛肌：位于毛根与皮肤表面成钝角的一侧，由连接毛囊和真皮乳头层的平滑肌束构成，收缩时使毛竖立和促进皮脂腺分泌。

2. 毛的生长和更新

毛球是毛的生长点，此处的上皮细胞称为毛母质，有活跃的分裂增殖能力，新细胞向上推移，形成新的毛干和毛囊上皮。毛球处有黑素细胞，产生黑色素供应毛干角质细胞，决定毛的颜色。毛有一定的生长周期，身体各部位的毛的生长周期长短不等。由生长期转入退化期，即为换毛的开始。

（二）皮脂腺

位于毛囊与立毛肌之间，为泡状腺，导管开口于毛囊上段。腺泡外周为小立方形干细胞，其分裂增殖的子细胞不断向腺泡中央移动。腺泡中心的细胞较大，呈多边形，胞质内充满脂滴，最后细胞崩解，连同脂滴一起排出，即为皮脂。皮脂可润滑皮肤及毛，还有一定的杀菌作用。皮脂腺的发育和分泌主要受性激素的调节，青春期最活跃。

（三）汗腺

汗腺为盘曲的单管状腺,由分泌部和导管部组成。根据分泌物的性质、分泌方式的不同,汗腺可分为外泌汗腺和顶泌汗腺2种。

外泌汗腺:又称局泌汗腺或小汗腺,遍布全身皮肤。分泌部位于真皮深部或皮下组织中,导管经真皮到达表皮,开口于皮肤表面的汗孔。腺细胞分泌的汗液中除有大量水分外,主要含 Na^+、K^+、Cl^-、乳酸盐及尿素。汗液分泌是身体散热的主要方式,对调节体温起重要作用

顶泌汗腺:又称大汗腺,分布于腋下、乳晕、阴部等处。其分泌物为较浓稠的乳状液,含蛋白质、糖类、脂类等,经细菌分解后产生特殊的气味,通常称狐臭。其分泌活动受性激素影响

（四）指（趾）甲

为指（趾）端背面的硬角质板,露在外面的为甲体,埋于皮肤内的为甲根,甲体下面的皮肤为甲床,甲体周缘的皮肤为甲襞,甲体与甲襞之间形成甲沟。甲根附着处的甲床上皮称甲母质,是甲的生长区。

五、皮肤的再生

皮肤的再生能力很强。正常情况下皮肤表皮、真皮和皮肤附属器不断更新,为生理性再生,人表皮更新一次需3～4周。皮肤受到损伤后的再生和修复,称为补偿性再生。小的损伤由表皮基底细胞增殖修复,数天即能愈合,不留瘢痕;较大而深的损伤,则形成由致密结缔组织构成的瘢痕;大面积烧伤、烫伤的病人,靠机体自然修复极困难,在这种情况下应考虑植皮。

考核要点

一、单项选择题

A 型题

1. 板层颗粒最初出现于表皮的（　　　）

   A. 基底层　　　　　　　B. 棘细胞层　　　　　　C. 颗粒层

   D. 透明层　　　　　　　E. 角质层

2. 构成阻止物质通过表皮的主要屏障是（　　　）

   A. 张力丝　　　　　　　B. 桥粒　　　　　　　　C. 张力原纤维

   D. 板层颗粒内容物　　　E. 表皮角质颗粒内容物

3. 白化病的主要病因是(　　)

    A. 酪氨酸缺乏　　　　　B. 黑素体极少　　　　　C. 黑素颗粒少

    D. 酪氨酸酶缺乏　　　　E. 黑色素吸收过多

4. 下列哪项与表皮角化无直接关系(　　)

    A. 基底细胞　　　　　　B. 棘细胞　　　　　　　C. 颗粒细胞

    D. 梅克尔细胞　　　　　E. 角质细胞

5. 含有伯贝克颗粒的细胞是(　　)

    A. 棘细胞　　　　　　　B. 颗粒层细胞　　　　　C. 黑素细胞

    D. 朗格汉斯细胞　　　　E. 梅克尔细胞

6. 触觉小体位于(　　)

    A. 表皮浅层　　　　　　B. 表层深层　　　　　　C. 真皮乳头层

    D. 真皮网状层　　　　　E. 皮下组织内

7. 黑种人表皮层数量最多的细胞是(　　)

    A. 角质形成细胞　　　　B. 黑色素细胞　　　　　C. 朗格汉斯细胞

    D. 梅克尔细胞　　　　　E. 黑素细胞

8. 表皮棘层细胞(　　)

    A. 细胞圆形,胞膜较厚　　　　　　　B. 细胞核圆,核膜较厚

    C. 含有无膜包被的板层颗粒　　　　D. 含较少的游离核糖体

    E. 相邻细胞有桥粒连接

9. 毛发的生长点是(　　)

    A. 毛囊　　　　　　　　B. 毛根　　　　　　　　C. 毛球

    D. 毛乳头　　　　　　　E. 上皮根鞘

10. 皮肤表皮中含有透明角质颗粒最多的细胞是(　　)

    A. 基底细胞　　　　　　B. 棘细胞　　　　　　　C. 颗粒层细胞

    D. 透明层细胞　　　　　E. 角化细胞

11. 下列何种颗粒无膜包被(　　)

    A. 板层颗粒　　　　　　B. 透明角质颗粒　　　　C. 致密核心小泡

    D. 黑素颗粒　　　　　　E. 伯贝克颗粒

12. 皮肤的表皮内有下列哪种神经末梢(　　)

    A. 触觉小体　　　　　　B. 环层小体　　　　　　C. 游离神经末梢

    D. 触觉小体和环层小体　E. 以上都不是

13. 皮脂腺是(　　)

    A. 管状腺,腺细胞无分泌颗粒

    B. 管状腺,腺细胞分泌颗粒释放分泌物

    C. 管状腺,腺细胞排出

    D. 泡状腺,腺细胞排出分泌颗粒

E. 泡状腺,腺细胞解体排出

14. 表皮内的黑素颗粒,主要见于下列哪种细胞内(　　)

　　A. 黑素细胞和深层的角质形成细胞

　　B. 黑素细胞和浅层的角质形成细胞

　　C. 黑素细胞和梅克尔细胞

　　D. 黑素细胞和朗格汉斯细胞

　　E. 仅见于黑素细胞

B 型题

备选答案(第 15 ～ 20 题)

　　A. 角质细胞　　　　　B. 基底细胞　　　　　　C. 棘细胞

　　D. 朗格汉斯细胞　　　E. 梅克尔细胞

15. 无细胞核和细胞器(　　)

16. 有增殖能力(　　)

17. 抗原提呈细胞(　　)

18. 基部有感觉神经末梢(　　)

19. 含有伯贝克颗粒(　　)

20. 含板层颗粒(　　)

二、判断题

1. 表皮是未角化的复层扁平上皮,由 5 层细胞构成。

2. 表皮基底层细胞为分化成熟的细胞。

3. 黑素细胞是生成黑色素的细胞,来源于胚胎时期的神经嵴。

4. 真皮的乳头层和网织层均由致密结缔组织构成。

5. 毛乳头内含丰富的血管和神经,供给毛球营养。

三、名词解释

1. 角质形成细胞　2. 基底细胞　3. 棘细胞　4. 朗格汉斯细胞　5. 梅克尔细胞
6. 黑素细胞　7. 真皮乳头　8. 毛母质　9. 毛乳头　10. 皮肤附属器

四、填空题

1. 皮肤覆盖身体表面,由_____和_____组成,借_____与深部组织相连。

2. 手掌和足底皮肤的表皮由基底层到表面可分为 5 层,依次为_____、_____、_____、_____和_____,薄的表皮可无_____层。

3. 表皮由角化的_____构成。表皮细胞分两大类,一类是_____细胞,占表皮细胞的绝大多数;另一类是_____细胞,包括_____、_____和_____。

4. 黑素细胞的胞体多散在分布在表皮的_____之间,其胞质内含有特征性的_____,由_____形成,内含酪氨酸酶,能将酪氨酸转化为_____。人种间肤色的深浅主要取决于黑素细胞合成_____的能力与_____的分布。

5.朗格汉斯细胞散在于表皮的_____,电镜下可见胞质内具有特征性的_____颗粒,细胞主要功能是捕获和处理_____,参与_____反应。

6.真皮由浅至深分为两层:_____和_____。

7.皮肤的附属器有_____、_____、_____和_____等。

8.毛分为_____、_____和_____三部分。其中伸出皮肤外的部分称_____,埋在皮肤内的部分称_____,_____是毛的生长点,_____对毛的生长起诱导和营养作用。

9.毛囊分为两层,内层为_____,外层为_____,毛根和毛囊下端合为一体,膨大为_____,其底面向内凹陷,结缔组织突入其中,形成_____,内含丰富的_____和_____。

10.皮脂腺多位于_____与_____之间,为泡状腺,可分泌_____。

11.汗腺为_____腺,可分为_____和_____两种,受性激素调节的是_____。

五、问答题

1.试述真皮的组织结构及功能特点。

2.简述毛的结构。

参考答案

第十三章

感觉器官

目标要求

1. 掌握眼球壁以及眼球内容物的结构;内耳的结构。
2. 了解房水的产生及循环途径。

一、眼

眼主要由眼球及其附属器官构成。眼球由眼球壁和眼内容物组成。

(一)眼球

1. 眼球壁
(1)纤维膜

角膜 (前1/6)
- 角膜上皮:5~6层未角化复层扁平上皮,无色素,再生能力强,有丰富的感觉神经末梢
- 前界膜:由基质和胶原纤维构成的透明均质膜,不含细胞,不能再生
- 角膜基质:占角膜厚度的90%,大量的、直径均一的胶原原纤维平行排列,形成与表面平行的胶原板层。每层之间有少量的成纤维细胞和基质。无血管,含较多水分。当角膜损伤至此层,易形成不透明的瘢痕,影响视力
- 后界膜:结构与前界膜类似,更薄,损伤后可有角膜内皮再生
- 角膜内皮:单层扁平上皮,参与后界膜的形成与更新

巩膜(后5/6):瓷白色不透明,由致密结缔组织构成,质地坚韧,有少量血管、神经和色素细胞。角膜与巩膜交界处称为角膜缘

（2）血管膜

虹膜：位于角膜后方的圆盘状薄膜，周边与睫状体相连，中央为瞳孔

睫状体：位于虹膜后外方，连接于脉络膜。睫状体借睫状小带与晶状体相连。睫状体自外向内可分睫状肌、基质和上皮。睫状肌为平滑肌，其收缩或舒张，使睫状体前后移动，睫状小带松弛或收缩，从而改变晶状体的曲度以调节焦距。基质内含丰富血管和色素细胞。上皮有两层，外层为色素上皮，内层细胞可分泌房水

脉络膜：为血管膜的后2/3，衬于巩膜后面，富含血管和色素细胞的疏松结缔组织。最内一层为均质的薄膜，与视网膜相贴，由纤维和基质组成，称玻璃膜

（3）视网膜

色素上皮层：色素上皮细胞基底面紧贴玻璃膜。色素上皮细胞可储存维生素 A，胞质中的黑素颗粒可吸收紫外线

视细胞层（第一级神经元）

视杆细胞：以维生素 A 为原料，合成视紫红质，感受弱光。维生素 A 不足，导致夜盲症

视锥细胞：感受强光和颜色。色觉的三原色学说：在视网膜中存在分别对红、绿和蓝光敏感的三种视锥细胞，分别含有视红质、视绿质和视蓝质，为其感光色素。当不同波长的光线入眼时，这三种视锥细胞的兴奋程度不同，在中枢产生各种不同的颜色色觉

双极细胞层（视觉的第二级神经元）：连接视细胞与节细胞的纵向中间神经元

节细胞层（视觉的第三级神经元）：节细胞树突与双极细胞形成突触，其轴突向眼球后极汇聚形成视神经穿出巩膜。穿出视网膜的部位，称为视神经乳头。此处无感光细胞，称为盲点

黄斑：视网膜后极的一浅黄色区域，其中央的小浅凹，称中央凹。中央凹处只有视锥细胞和色素上皮，是视觉最敏感的部位

2. 眼球内容物

晶状体：有弹性的双凸透明体，借睫状小带悬于睫状体上。无血管和神经，靠房水供给营养。老年人晶状体弹性减弱，透明度降低，甚至混浊，形成老年性白内障

玻璃体：位于晶状体、睫状体与视网膜之间，外包透明膜，内含无色透明的胶状体

房水：无色透明的液体，由睫状体的血管渗出和非色素上皮细胞分泌。房水循环：后房→瞳孔→前房→小梁间隙→巩膜静脉窦→血液循环。房水回流受阻→眼压增高→青光眼

（二）眼附属器官

眼睑 {
皮肤：薄而软，睑缘处有睫毛，结膜根部有皮脂腺（睑缘腺），睫毛附近有汗腺
皮下组织：为疏松结缔组织，易水肿
肌层：主要是骨骼肌，还有平滑肌构成的睑肌
睑板：由致密结缔组织构成，是眼睑的支架，内有睑板腺（皮脂腺）
睑结膜：薄层黏膜，上皮为复层柱状，固有层为薄层结缔组织
}

眼外肌

泪器

二、耳

（一）结构与功能

1. 外耳

耳郭：以弹性软骨为支架，外包薄层皮肤。收集声波
外耳道：表面皮肤内有耵聍腺。共鸣腔，传音通道
鼓膜：椭圆形的半透明薄膜，外表面为复层扁平上皮，内表面为单层立方上皮，中间
为薄层结缔组织。分隔外耳道与中耳

2. 中耳

鼓室：表面覆有单层立方上皮和薄层结缔组织。听骨链由锤骨、砧骨、镫骨依次连
接而成。传音、增压及减小振动范围
咽鼓管：近鼓室段的黏膜为单层柱状上皮，近鼻咽段为假复层纤毛柱状上皮，固有
层内有混合腺。平衡中耳内气压

3. 内耳

骨迷路：由前至后依次为耳蜗、前庭、半规管。它们互相连通，腔面覆以骨膜
膜迷路：悬系在骨迷路内，形状与骨迷路相似。相应地分为膜蜗管、膜前庭（卵圆
囊、球囊）和膜半规管。它们相互连通。膜迷路管壁的黏膜由单层扁平上
皮和结缔组织构成。某些部位的黏膜增厚，上皮细胞特化形成听觉或位觉
感受器，即卵圆囊斑、球囊斑、壶腹嵴和螺旋器。膜迷路内充满内淋巴
液，膜迷路与骨迷路之间的腔隙充满外淋巴液，内外淋巴液互不相通

4. 声波传导

声波传入内耳的途径：气传导和骨传导。正常情况下，以气传导为主。
气传导 {
声波 → 外耳道 → 鼓膜 → 听骨链 → 卵圆窗膜 → 内耳
声波 → 外耳道 → 鼓室内空气振动 → 圆窗膜 → 内耳
}
骨传导：声波 → 颅骨振动 → 内耳

（二）耳蜗、膜蜗管及螺旋器

1. 耳蜗

形如蜗牛壳，由骨蜗管和其内的膜蜗管围绕蜗轴盘旋两圈半形成。

2. 膜蜗管

分割骨蜗管为上下两部分，上为前庭阶，下为鼓室阶。膜蜗管的横切面为三角形。

上壁：前庭膜

外侧壁：黏膜较厚 { 上皮为复层柱状上皮（上皮层内含有从固有层深入的毛细血管，即血管纹，产生内淋巴液）

螺旋韧带（由增厚的骨膜形成）

下壁：骨螺旋板和基底膜（膜螺旋板）

3. 螺旋器

螺旋器（柯蒂器）：膜蜗管基底膜上皮增厚形成。

支持细胞 { 柱细胞 { 内柱细胞 / 外柱细胞 } 围成内隧道 } 稳定螺旋器结构

指细胞 { 内指细胞 / 外指细胞 } 顶部凹陷托着毛细胞 } 固定毛细胞位置

毛细胞（感觉性上皮细胞） { 内毛细胞 / 外毛细胞 } 底部与耳蜗神经节细胞形成突触

（三）听觉

由外耳、中耳、内耳的耳蜗、听神经，以及听觉中枢活动共同完成。

听觉产生过程：声源振动→空气产生疏密波→外耳道→鼓膜和听骨链的传递→耳蜗中淋巴液和基底膜振动→耳蜗螺旋器中的毛细胞受刺激而产生兴奋→声波的机械能转变为听神经纤维上的神经冲动→以神经冲动的不同频率和组合形式对声音进行编码→传送到脑皮层的听觉中枢→产生听觉。

（四）椭圆囊斑、球囊斑及壶腹嵴

前庭器官的感受装置。

半规管壶腹嵴：适宜刺激是身体和头部的旋转变速运动

椭圆囊斑：水平方向直线变速运动

球囊斑：竖直方向直线变速运动和头在空间的位置变化

考核要点

一、单项选择题

1. 巩膜静脉窦位于( )
   A. 巩膜　　　　　　　　B. 角膜　　　　　　　　C. 虹膜
   D. 睫状体　　　　　　　E. 角膜缘内侧部

2. 黄斑中央凹处只有( )
   A. 视锥细胞和色素上皮细胞　　B. 视杆细胞和节细胞　　C. 视锥细胞和节细胞
   D. 视锥细胞和双极细胞　　　　E. 视锥细胞和视杆细胞

3. 视网膜中感受强光和色觉的细胞是( )
   A. 视杆细胞　　　　　　B. 视锥细胞　　　　　　C. 色素上皮细胞
   D. 双极细胞　　　　　　E. 节细胞

4. 眼球壁的分层从外向内依次为( )
   A. 角膜、巩膜、脉络膜　　B. 视网膜、脉络膜、巩膜　　C. 纤维膜、血管膜、视网膜
   D. 巩膜、角膜、视网膜　　E. 巩膜、视网膜、脉络膜

5. 眼球壁的血管膜从前向后依次为( )
   A. 血管层、色素上皮层、睫状体　　　　B. 血管层、睫状体、色素上皮层
   C. 虹膜、血管层、睫状体　　　　　　　D. 睫状体、脉络膜、色素上皮层
   E. 虹膜、睫状体、脉络膜

6. 螺旋器中感受听觉的细胞是( )
   A. 内指细胞　　　　　　B. 毛细胞　　　　　　　C. 外指细胞
   D. 内柱细胞　　　　　　E. 外柱细胞

7. 螺旋器位于( )
   A. 膜蜗管　　　　　　　B. 膜前庭　　　　　　　C. 膜半规管
   D. 卵圆囊　　　　　　　E. 骨螺旋板

8. 内耳膜迷路不包括( )
   A. 蜗管　　　　　　　　B. 前庭　　　　　　　　C. 膜半规管
   D. 卵圆囊　　　　　　　E. 球囊

9. 内耳膜蜗管的血管纹能分泌( )
   A. 外淋巴液　　　　　　B. 组织液　　　　　　　C. 血液
   D. 内淋巴液　　　　　　E. 脑脊液

二、判断题

1. 角膜上皮感觉敏锐是因为上皮内有感觉细胞。

2. 角膜前表面和后表面均覆以上皮,前面是复层上皮,后面是单层上皮。

3.睫状体纤维是一种长柱状细胞,有细胞核;晶状体核的纤维已老化,细胞核消失。

4.视网膜中央凹内的一个视锥细胞与一个双极细胞形成一对一的连接,后者又与节细胞形成一对一连接,以精确传导视觉。

5.视网膜色素上皮的功能是保护视细胞,参与视紫红质合成并起绝缘作用。

6.内耳的膜迷路有内淋巴液,其来源于血管纹分泌。

三、名词解释

1.角膜　2.角膜基质　3.巩膜静脉窦　4.房水　5.虹膜　6.瞳孔 7.黄斑　8.壶腹嵴 9.骨迷路　10.螺旋器

四、填空题

1.眼球壁由内向外依次为_____、_____和_____ 3层结构。

2.眼球近似球形,由_____和_____组成。

3.眼球壁血管膜富含有_____和_____的疏松结缔组织,且其中2/3部分为_____。

4.眼球内容物包括_____、_____和_____,均无色透明,与_____共同组成眼的_____。

5.感光细胞有_____和_____两种,前者感受_____和_____,感光物质是_____;后者感受_____和_____,感光物质是_____。

6.视网膜视部由外向内依次由_____、_____、_____和_____4层细胞组成。

7.视网膜黄斑处的中央凹只有_____和_____,该处是_____。

8.在视网膜后极有两个特殊部位分别称为_____和_____,它们的功能分别是_____和_____。

9.眼附属器包括_____、_____和_____等,对眼球起_____、_____等作用。

10.声波经外耳道传到_____,此结构振动引起_____,然后传到_____,引起_____,其中相应的_____发生大幅度振动,继而引起_____兴奋,经蜗神经将声波刺激传到中枢。

11.内耳的膜迷路是由_____和_____组成的膜性囊管,包括_____、_____、_____和_____。

12.位觉斑毛细胞顶部有纤毛伸入_____,基部与_____形成突触。

13.当头旋转时_____移动使_____倾斜,遂使_____细胞受刺激发生兴奋,经_____神经将冲动传向中枢。

14.耳蜗可分为3部分,上为_____,下为_____,这两者之间三角形的管道称_____,又称_____。

五、问答题

1.试述角膜的结构与功能。

2.房水循环途径及其功能如何?

3.外界光线刺激经哪些结构和途径传入视神经?

4.试述膜蜗管的结构和功能。

5.听觉感受器是如何感受声音刺激的?

6.试述螺旋器的位置、结构和功能。

参考答案

第十四章

内分泌系统

一、甲状腺

甲状腺滤泡:由单层立方滤泡上皮细胞围成,滤泡腔内充满透明的胶质。滤泡上皮细胞形态随功能状态不同而变化。细胞游离面有微绒毛,胞质内有较发达的粗面内质网和较多的线粒体,溶酶体散在于胞质内,高尔基复合体位于核上区。细胞顶部胞质内有电子密度中等、体积较小的分泌颗粒,还有从滤泡腔摄入的低电子密度的胶质小泡。具有合成和分泌甲状腺激素的功能

滤泡旁细胞:位于滤泡之间或滤泡上皮细胞与基膜之间,细胞稍大,胞质着色略淡。甲状腺滤泡旁细胞释放降钙素。降钙素是一种多肽,能促进成骨细胞的活动,使骨盐沉着于类骨质,并抑制胃肠道和肾小管吸收 Ca^{2+},从而使血钙下降

二、甲状旁腺

主细胞:数量最多,胞体呈多边形和圆形,核圆,位于细胞中央。分泌甲状旁腺激素,主要功能是增强破骨细胞的活性,并能促进肠及肾小管重吸收 Ca^{2+},升高血钙

嗜酸性细胞:人体 4~7 岁开始出现嗜酸性细胞,随年龄而增多。功能尚不清楚

三、肾上腺

被膜:结缔组织

皮质
球状带:位于被膜下方,较薄,占皮质总体积的15%。球状带细胞分泌盐皮质激素,如醛固酮,调节水盐代谢,保钠排钾

束状带:是皮质中最厚的部分,占皮质总体积的78%。束状带细胞分泌糖皮质激素,主要为皮质醇和皮质酮。束状带细胞受腺垂体细胞分泌的促肾上腺皮质激素的调控

网状带:位于皮质的最内层,占皮质总体积的7%。网状带细胞主要分泌雄激素和少量雌激素

髓质
肾上腺素细胞:数量多,约占人肾上腺髓质细胞的80%以上

去甲肾上腺素细胞:颗粒内含去甲肾上腺素

交感神经节细胞:少量胞体较大,散在分布于髓质内

四、垂体

垂体位于颅骨蝶鞍垂体窝内,为一椭圆形小体,重约 0.5 g。

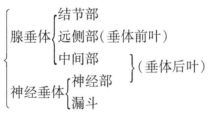

腺垂体
结节部
远侧部(垂体前叶)
中间部 }(垂体后叶)

神经垂体
神经部
漏斗

（一）腺垂体

远侧部
- 嗜酸性细胞
  - 生长激素细胞：合成和释放的生长激素能促进体内多种代谢过程，尤其能刺激骺软骨生长，使骨增长
  - 催乳素细胞：分泌的催乳素能促进乳腺发育和乳汁分泌
- 嗜碱性细胞
  - 促甲状腺激素细胞：分泌的促甲状腺激素能促进甲状腺滤泡的增生和甲状腺激素的合成和释放
  - 促性腺激素细胞：分泌卵泡刺激素（FSH）和黄体生成素（LH）
  - 促肾上腺皮质激素细胞：分泌促肾上腺皮质激素和促脂素，前者促进肾上腺皮质束状带分泌糖皮质激素，后者作用于脂肪细胞，使其产生脂肪酸
- 嫌色细胞：细胞数量多，约占远侧部腺细胞总数的50%，体积小，呈圆形或多角形，胞质少，着色浅，细胞界限不清楚

（二）神经垂体

主要由无髓神经纤维、垂体细胞、丰富的窦状毛细血管和赫林体组成。下丘脑视上核和室旁核核团内含有大型神经内分泌细胞，其轴突经漏斗直抵神经部，是神经部无髓神经纤维的主要来源。

- 赫林体：视上核和室旁核的大型神经内分泌细胞形成的分泌颗粒沿细胞的轴突运输到神经部贮存。轴突沿途呈串珠状膨大，膨大部内可见大量分泌颗粒聚集。膨大部即光镜下在神经部内见到的大小不等的嗜酸性团块，称赫林体。内含抗利尿激素和催产素两种激素
- 垂体细胞：细胞的形状和大小不一。电镜下可见垂体细胞常分布在含分泌颗粒的无髓神经纤维周围，并有突起附于毛细血管壁上，故认为垂体细胞具有支持和营养神经纤维的作用

（三）下丘脑和垂体的联系

1. 下丘脑和腺垂体关系

下丘脑弓状核的神经内分泌细胞分泌的释放激素或释放抑制激素经轴突释放入漏斗处的第一级毛细血管网内，继而经垂体门微静脉运输至远侧部的第二级毛细血管网，调节相应腺细胞的分泌活动；腺垂体分泌的各种激素又可通过垂体血液环流，到达下丘脑，反馈影响其功能活动。

垂体门脉系统：大脑基底动脉环发出的垂体上动脉从结节部上端进入神经垂体的漏斗，在该处形成第一级毛细血管网。该毛细血管网下行到结节部汇集形成十余条垂体门微静脉。这些微静脉下行进入远侧部，再度形成第二级毛细血管网。垂体门微静脉及其两端的毛细血管网共同构成垂体门脉系统。

2.下丘脑与神经垂体的关系

神经垂体与下丘脑直接相连,二者是结构和功能的统一体。下丘脑视上核和室旁核内大型神经内分泌细胞的轴突经漏斗直抵神经部,是神经部无髓神经纤维的主要来源。下丘脑神经内分泌细胞产生的激素在神经垂体内贮存,并释放入血窦,通过血液循环作用于靶器官。

考核要点

一、单项选择题

A 型题

1.与外分泌腺比较,内分泌腺最主要的特点是( )

    A.毛细血管丰富　　　　B.粗面内质网丰富　　　　C.无导管

    D.滑面内质网丰富　　　E.腺细胞内含大量分泌颗粒

2.分泌含氮激素细胞的超微结构特点是( )

    A.脂滴多　　　　　　　B.有分泌颗粒　　　　　C.滑面内质网丰富

    D.管泡状嵴的线粒体丰富　　E.微体和溶酶体多

3.关于甲状腺滤泡的描述,以下哪项是错误的( )

    A.滤泡大小不一　　　　　　　　　B.滤泡上皮有的为单层,有的为复层

    C.上皮细胞合成的物质贮于滤泡腔内　D.上皮细胞内粗面内质网丰富

    E.上皮内有滤泡旁细胞

4.关于甲状腺激素合成、分泌描述错误的是( )

    A.滤泡上皮细胞自血中摄取氨基酸

    B.在粗面内质网和高尔基复合体合成甲状腺球蛋白

    C.甲状腺球蛋白与摄入的碘在滤泡上皮细胞内结合

    D.分泌颗粒以胞吐方式排入滤泡腔贮存

    E.释放入血的是经溶酶体水解的甲状腺激素

5.甲状腺滤泡腔内的胶状物是( )

    A.酪氨酸　　　　　　　B.甲状腺球蛋白　　　　C.碘化甲状腺球蛋白

    D.甲状腺激素　　　　　E.以上均不对

6.甲状腺滤泡旁细胞分泌的激素及其功能是( )

    A.甲状旁腺素,作用于破骨细胞,使血钙升高

    B.甲状旁腺素,作用于破骨细胞,使血钙下降

    C.降钙素,作用于破骨细胞,使血钙下降

    D.降钙素,作用于成骨细胞,使血钙下降

    E.以上均不对

7.下列何种细胞的粗面内质网较发达(　　)

　　A.滤泡上皮细胞　　　　　B.滤泡旁细胞　　　　　　C.肾上腺皮质细胞

　　D.肾上腺髓质细胞　　　　E.催乳素细胞

8.呆小症的病因是(　　)

　　A.儿童期生长激素不足　　B.儿童期甲状腺激素不足　　C.成人期生长激素不足

　　D.成人期甲状腺激素不足　　　　E.以上都对

9.关于甲状旁腺描述错误的是(　　)

　　A.腺细胞分为主细胞和嗜酸性细胞　　　B.嗜酸性细胞体积大,胞质嗜酸性

　　C.主细胞分泌的激素属肽类激素　　　D.分泌的激素参与血钙浓度调节

　　E.嗜酸性细胞随年龄增长而减少

10.甲状旁腺激素能促进下列哪种细胞的功能活动(　　)

　　A.成骨细胞　　　　　　B.骨细胞　　　　　　　　C.软骨细胞

　　D.间充质细胞　　　　　E.以上都不是

11.肾上腺皮质细胞超微结构特点是富含(　　)

　　A.粗面内质网和溶酶体

　　B.滑面内质网和溶酶体

　　D.滑面内质网、管状嵴线粒体和分泌颗粒

　　C.粗面内质网、高尔基复合体和分泌颗粒

　　E.滑面内质网、管状嵴线粒体和脂滴

12.肾上腺皮质球状带细胞分泌的激素的功能是(　　)

　　A.排钾　　　　　　　　B.保钾排钠　　　　　　　C.排钠

　　D.保钠排钾　　　　　　E.以上均不是

13.肾上腺束状带细胞在 HE 染色切片中,胞质着色浅淡或呈泡沫状是由于(　　)

　　A.不含分泌颗粒　　　　B.含空泡较多　　　　　　C.含线粒体较多

　　D.含脂滴较多　　　　　E.含溶酶体较多

14.产生肾上腺素的细胞是(　　)

　　A.嗜酸性细胞　　　　　B.嗜铬细胞　　　　　　　C.主细胞

　　D.交感神经节细胞　　　E.嫌色细胞

15.黄体生成素由哪种细胞分泌(　　)

　　A.粒黄体细胞　　　　　B.膜黄体细胞　　　　　　C.弓状核神经元

　　D.视上核神经元　　　　E.以上都不是

16.下丘脑调节腺垂体的主要方式是(　　)

　　A.交感神经调节　　　　　　　　　B.副交感神经调节

　　C.分泌释放激素或释放抑制激素调节　D.胆碱能神经调节

　　E.正反馈方式调节

17.神经垂体的功能是(　　)

    A. 合成激素   B. 调节脑垂体的活动

    C. 贮存和释放下丘脑激素   D. 受下丘脑弓状核分泌物的调节

    E. 分泌黑素细胞刺激素

18. 垂体的赫林体是(　　)

    A. 垂体细胞的分泌物   B. 视上核和室旁核的分泌物

    C. 下丘脑弓状核的分泌物   D. 垂体中间部的分泌物

    E. 垂体结节部的分泌物

19. 分泌间质细胞刺激素的细胞是(　　)

    A. 睾丸生精细胞   B. 睾丸支持细胞   C. 睾丸间质细胞

    D. 脑垂体的嗜酸性细胞   E. 脑垂体的嗜碱性细胞

20. 神经垂体的结构组成是(　　)

    A. 垂体细胞、赫林体、窦状毛细血管

    B. 神经细胞、神经胶质、窦状毛细血管

    C. 垂体细胞、无髓神经纤维、窦状毛细血管

    D. 有髓神经纤维、无髓神经纤维、窦状毛细血管

    E. 垂体细胞、神经胶质、窦状毛细血管

21. 垂体细胞是一种(　　)

    A. 腺细胞   B. 神经元   C. 神经胶质细胞

    D. 结缔组织细胞   E. 色素细胞

22. 促性腺激素释放激素主要作用于(　　)

    A. 睾丸   B. 卵巢   C. 垂体嗜酸性细胞

    D. 垂体嗜碱性细胞   E. 以上都正确

23. 催产素和抗利尿激素贮存在(　　)

    A. 松果体   B. 胸腺小体   C. 赫林体

    D. 尼氏体   E. 凝固体

24. 弥散神经内分泌系统是(　　)

    A. 中枢神经系统内分泌细胞的统称

    B. APUD 细胞的统称

    C. 分泌性神经元的统称

    D. APUD 细胞和分泌性神经元的统称

    E. APUD 细胞和中枢神经系统内分泌细胞的统称

B 型题

备选答案(第 25 ~ 29 题)

    A. 肢端肥大症   B. 侏儒症   C. 呆小病

    D. 突眼性甲状腺肿   E. 巨人症

25. 幼年生长激素分泌过少(　　)

26. 甲状腺激素分泌过多（　　　）

27. 幼年甲状腺激素分泌过少（　　　）

28. 幼年生长激素分泌过多（　　　）

29. 成年生长激素分泌过多（　　　）

备选答案（第30～34题）

    A. 嫌色细胞　　　　　　B. 嗜铬细胞　　　　　　C. 垂体细胞

    D. 滤泡旁细胞　　　　　E. 嗜碱性细胞

30. 垂体远侧部体积最大，PAS反应阳性的细胞是（　　　）

31. 胞质颗粒含肾上腺素或去甲肾上腺素的细胞是（　　　）

32. 神经垂体的胶质细胞是（　　　）

33. 可转变成垂体嗜碱性细胞或嗜酸性细胞的是（　　　）

34. 镀银染色可见胞质内有嗜银颗粒的是（　　　）

备选答案（第35～39题）

    A. 生长激素　　　　　　B. 降钙素　　　　　　　C. 甲状腺素

    D. 促甲状腺素　　　　　E. 催产素

35. 垂体后叶所含激素是（　　　）

36. 垂体嗜酸性细胞分泌的激素（　　　）

37. 垂体嗜碱性细胞分泌的激素（　　　）

38. 滤泡旁细胞分泌的激素（　　　）

39. 甲状腺滤泡上皮细胞分泌的激素（　　　）

备选答案（第40～43题）

    A. 肾上腺素和去甲肾上腺素　　B. 醛固酮　　　　　C. 性激素

    D. 糖皮质激素　　　　　　　　E. 肾素

40. 肾上腺网状带分泌（　　　）

41. 肾上腺皮质球状带分泌（　　　）

42. 肾上腺髓质分泌（　　　）

43. 肾上腺皮质束状带分泌（　　　）

备选答案（第44～48题）

    A. 调节腺垂体各种细胞的分泌活动

    B. 提高机体代谢率，提高神经兴奋性，促进生长发育

    C. 促进破骨细胞活动，升高血钙

    D. 增强肾集合小管及远曲小管对水分的重吸收

    E. 促进糖异生，抑制免疫反应

44. 抗利尿激素（　　　）

45. 甲状腺素（　　　）

46. 释放激素及释放抑制激素（　　　）

47. 糖皮质激素(　　)

48. 甲状旁腺素(　　)

二、判断题

1. 分泌含氮激素的细胞胞质内有分泌颗粒,分泌类固醇激素的细胞内无分泌颗粒。

2. 甲状腺滤泡上皮细胞合成的甲状腺激素贮存在滤泡腔内,又经上皮吸收输送至血管内。

3. 甲状腺滤泡上皮细胞和滤泡旁细胞的胞质内均可见分泌颗粒,前者的分泌颗粒向滤泡腔内释放物质,后者的分泌颗粒在基底面释放物质。

4. 降钙素和甲状旁腺激素作用于骨组织的不同细胞,又都可影响肾小管和肠对 Ca^{2+} 的吸收,借此相互协调而调节血钙含量。

5. 女性肾上腺皮质网状带细胞主要分泌雄激素及少量雌激素。

6. 神经垂体与下丘脑是一个结构与功能的整体,神经垂体只贮存和释放下丘脑激素。

7. 甲状腺的滤泡旁细胞分泌甲状旁腺素,使血钙升高。

8. 球状带的激素主要作用是调节和影响蛋白质和脂肪的代谢,并受腺垂体激素的调节。

9. 腺垂体构成垂体的前叶,神经垂体构成垂体的后叶。

10. 下丘脑弓状核产生的激素对腺垂体细胞的作用都是促进其释放分泌物的。

11. 下丘脑的催产素既可引起子宫平滑肌收缩,又可引起小动脉平滑肌收缩,故又称加压素。

三、名词解释

1. 旁分泌　2. 嗜铬细胞　3. 垂体门脉系统　4. 赫林体　5. 弥散神经内分泌系统

四、填空题

1. 内分泌系统是由_____、_____和一些散在的_____组成,腺细胞的分泌物称_____。

2 激素按化学性质分为_____和_____两大类,前一类激素的受体位于细胞的_____,后一类受体一般位于细胞的_____。

3. 滤泡是甲状腺的结构和功能单位,腔内充满透明的_____。甲状腺滤泡上皮细胞的形态通常为_____,当功能活跃时,滤泡上皮细胞呈_____,腔内_____,反之呈_____,腔内_____。

4. 甲状腺滤泡腔内的胶状物为_____;_____分泌的_____可促使滤泡上皮细胞再吸收滤泡腔内的物质。

5. 甲状腺滤泡上皮分泌的激素包括大量的_____以及少量的_____,它们经细胞基底部释放入毛细血管。

6. 甲状腺功能_____可导致突眼性甲状腺肿,当甲状腺功能_____时,在幼儿可导致呆小症,在成人则导致黏液性水肿。

7.肾上腺腺皮质由浅至深可分为_____、_____和_____带,分别分泌的主要激素是_____、_____和_____。

8.垂体可分为_____和_____两部分。前者又可分为远侧部、_____部和_____部;后者又可分为_____部和_____,_____部称为前叶,_____部和_____部合称为后叶。

9.神经垂体与_____直接相连成为一结构和功能的整体,由_____、_____、_____组成。

10.垂体的无髓神经纤维来源于下丘脑_____和_____。前者的神经内分泌细胞主要合成_____,可促进_____重吸收水,使尿量减少;后者的神经内分泌细胞主要合成_____,其靶器官为_____和_____。

五、问答题

1.试述内分泌腺在结构上的共同特点。

2.机体的内分泌细胞如何调节血钙?

3.试述甲状腺滤泡上皮细胞的微细结构特点、甲状腺素合成和分泌的过程及其作用。

4.试述肾上腺的结构特点和功能。

5.试述腺垂体远侧部的结构特点和功能。

6.试述下丘脑与垂体在结构与功能上的联系。

参考答案

第十五章

男性生殖系统

目标要求

1. 掌握睾丸生精小管结构,精子发生过程,睾丸间质细胞的结构与功能。

2. 了解输尿管、膀胱、附睾、输精管、前列腺的结构(自学)。

一、睾丸的一般结构

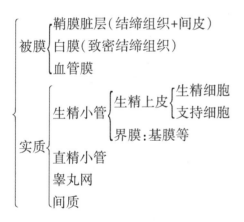

二、生精小管

生精小管是产生精子的结构,成人的生精小管长 30~70 cm,直径 150~250 μm,中央为管腔,壁厚60~80 μm,管壁由特殊的复层上皮即生精上皮构成。生精上皮由支持细胞和5~8层生精细胞组成。上皮深面有较厚的基膜和梭形的肌样细胞,肌样细胞的收缩有助于精子的排出。

(一)支持细胞

又称 Sertoli 细胞。

LM:细胞轮廓不清,核常呈不规则形,核染色质稀疏,着色浅,核仁明显

EM:呈不规则锥体形,基部紧贴基膜,顶部伸达管腔,侧面和腔面有许多不规则凹陷,其内镶嵌着各级生精细胞。胞质内高尔基复合体较发达,有丰富的粗面内质网、滑面内质网、线粒体、溶酶体和糖原颗粒,并有许多微丝和微管。相邻支持细胞侧面近基部的胞膜形成紧密连接,将生精上皮分成基底室和近腔室两部分。基底室位于生精上皮基膜和支持细胞紧密连接之间,内有精原细胞;近腔室位于紧密连接上方,与生精小管管腔相通,内有精母细胞、精子细胞和精子

功能:

- 支持和营养生精细胞
- 吞噬和消化:精子形成过程中脱落下来的残余胞质,可被支持细胞吞噬和消化
- 促进精子的释放和输送:其微丝和微管的收缩可使不断成熟的生精细胞向腔面移动,并促使精子释放入管腔;支持细胞分泌的少量液体有助于精子的运送
- 分泌抑制素和雄激素结合蛋白:抑制素可抑制垂体分泌 FSH;雄激素结合蛋白(ABP)可与雄激素结合,以保持生精小管内雄激素的水平,促进精子发生
- 屏障作用:支持细胞紧密连接参与构成血-生精小管屏障

(二)生精细胞及精子的发生过程

从精原细胞发育为精子,在人体需(64±4.5)d。一个精原细胞增殖分化所产生的各级生精细胞,细胞质并未完全分开,细胞间始终有细胞质桥相连,形成一个同步发育的细胞群。在生精小管的不同节段,精子的发生是不同步的,后一节段比前一节段的精子发生稍晚,故生精小管可以一批接一批地产生精子。在睾丸组织切片中,可见生精小管的不同断面具有不同发育阶段的生精细胞。

精原细胞:紧贴生精上皮基膜,圆形或椭圆形,直径约 12 μm,胞质内除核糖体外,细胞器不发达。精原细胞分 A、B 两型。A 型精原细胞的核呈椭圆形,核染色质深染,核中央常见淡染的小泡;或核染色质细密,有 1~2 个核仁附在核膜上。A 型精原细胞是生精细胞中的干细胞,经过不断分裂增殖,一部分 A 型精原细胞继续作为干细胞,另一部分分化为 B 型精原细胞。B 型精原细胞核呈圆形,核膜上附有较粗的染色质颗粒,核仁位于中央,B 型精原细胞经过数次分裂后,分化为初级精母细胞

初级精母细胞:初级精母细胞位于精原细胞近腔侧,体积较大,直径约 18 μm,核大而圆,染色体核型为 46,XY。细胞经过 DNA 复制后(4n DNA),进行第一次成熟分裂,形成 2 个次级精母细胞。由于第一次成熟分裂的分裂前期历时较长,所以在生精小管的切面中常可见到处于不同增殖阶段的初级精母细胞

次级精母细胞:次级精母细胞位置靠近管腔,直径约 12 μm,核呈圆形,染色较深,染色体核型为 23,X 或 23,Y(2n DNA)。每条染色体由 2 条染色单体组成,通过着丝粒相连。次级精母细胞不进行 DNA 复制,即进入第二次成熟分裂,染色体的着丝粒分开,染色单体分离,移向细胞两极,形成两个精子细胞。精子细胞的染色体核型为 23,X 或 23,Y(1n DNA)。由于次级精母细胞存在时间短,故在生精小管切面中不易见到

精子细胞:精子细胞位置近管腔,直径约 8 μm,核圆,染色质致密。精子细胞是单倍体,细胞不再分裂,它经过复杂的变化,由圆形逐渐分化转变为蝌蚪形的精子,这个过程称精子形成

精子:形似蝌蚪,长约 60 μm,分头、尾两部。头部正面观呈卵圆形,侧面观呈梨形。头内主要有一个染色质高度浓缩的细胞核,核的前 2/3 有顶体覆盖。顶体内含多种水解酶,如顶体蛋白酶、透明质酸酶、酸性磷酸酶等。在受精时,精子释放顶体酶,分解卵子外周的放射冠与透明带,进入卵子内。尾部是精子的运动装置,可分为颈段、中段、主段和末段 4 部分

颈段:短,其内主要是中心粒,由中心粒发出 9+2 排列的微管,构成鞭毛中心的轴丝

中段:轴丝外侧有 9 根纵行的外周致密纤维,外侧再包一圈线粒体鞘,为鞭毛摆动提供能量,使精子得以快速向前运动

主段:最长,轴丝外周无线粒体鞘,代之以纤维鞘

末段:短,仅有轴丝

(三)精子形成的主要变化

(1)细胞核染色质极度浓缩,核变长并移向细胞的一侧,构成精子的头部。

（2）高尔基复合体形成顶体泡，逐渐增大，凹陷为双层帽状覆盖在核的头端，成为顶体。

（3）中心粒迁移到细胞核的尾侧（顶体的相对侧），发出轴丝，随着轴丝逐渐增长，精子细胞变长，形成尾部（或称鞭毛）。

（4）线粒体从细胞周边汇聚于轴丝近段的周围，盘绕成螺旋形的线粒体鞘。

（5）在细胞核、顶体和轴丝的表面仅覆有细胞膜和薄层细胞质，多余的细胞质逐渐汇集于尾侧，形成残余胞质，最后脱落。

（四）血睾屏障及其功能

生精小管与血液之间，存在着血睾屏障。

组成：包括间质的血管内皮及其基膜、结缔组织、生精上皮基膜和支持细胞紧密连接

功能：可阻止某些物质进出生精上皮，形成并维持有利于精子发生的微环境，还能防止精子抗原物质逸出到生精小管外而发生自体免疫反应

三、睾丸间质

生精小管之间的睾丸间质为疏松结缔组织，富含血管和淋巴管。间质内除有通常的结缔组织细胞外，还有一种睾丸间质细胞，又称 Leydig 细胞。

LM：细胞成群分布，体积较大，圆形或多边形，核圆、居中，胞质强嗜酸性

EM：具有分泌类固醇激素细胞的超微结构特点

功能：分泌的雄激素有促进精子发生、促进男性生殖器官的发育与分化，以及维持第二性征和性功能等作用

考核要点

一、单项选择题

A 型题

1. 青春期前，生精小管上皮有（　　）

　A. 支持细胞　　　　B. 精原细胞　　　　C. 精子细胞和精子

　D. 支持细胞和精原细胞　　E. 精原细胞和初级精母细胞

2. 成人生精小管的上皮为（　　）

　A. 假复层上皮　　　B. 复层扁平上皮　　C. 复层柱状上皮

　D. 复层立方上皮　　E. 以上答案均不对

3. 下列哪种细胞不属于生精上皮的成分（　　）

A. 支持细胞   B. 精原细胞   C. 精母细胞

D. 精子   E. 肌上皮细胞

4. 一个初级精母细胞最终可生成几个精子(　　)

A. 4 个   B. 8 个   C. 16 个

D. 32 个   E. 以上都不对

5. 下列关于精原细胞的描述,哪一项是错误的(　　)

A. 是最幼稚的生精细胞 B. 紧贴生精上皮基膜 C. 染色体核型为 46,XY

D. 是青春期前生精小管内的唯一细胞 E. 可进行减数分裂的生精细胞

6. 进行第二次成熟分裂的生精细胞是(　　)

A. 精原细胞   B. 初级精母细胞   C. 次级精母细胞

D. 精子细胞   E. 精子

7. HE 染色的生精小管切片中,最不易看到的细胞是(　　)

A. 精原细胞   B. 初级精母细胞   C. 次级精母细胞

D. 精子细胞   E. 精子

8. 精子的顶体由哪种结构演变而成(　　)

A. 线粒体   B. 中心体   C. 微体

D. 高尔基复合体   E. 内质网

9. 精子的发生是指(　　)

A. 精子细胞经过变形成为精子的过程 B. 精原细胞形成精子的过程

C. 初级精母细胞至精子形成的过程 D. 生精细胞的两次成熟分裂

E. 以上答案都不是

10. 以下关于精子形成的描述中,哪一项是错误的(　　)

A. 细胞核染色质极度浓缩,核变长并移向细胞的一侧形成精子头部

B. 高尔基复合体形成顶体覆盖在核的前 2/3

C. 中心粒发出轴丝,形成精子尾(即鞭毛)

D. 线粒体汇集于轴丝中部的周围,形成线粒体鞘

E. 残余胞质脱落

11. 以下关于精子尾部的描述中,哪些是错误的(　　)

A. 是精子的运动装置

B. 颈段很短,主要为中心粒

C. 中段短,主要由轴丝和线粒体鞘组成

D. 主段长,主要由轴丝、线粒体鞘和纤维鞘构成

E. 末段只有轴丝

12. 生精小管支持细胞间紧密连接形成的基底室内(　　)

A. 有精原细胞、初级和次级精母细胞 B. 有精母细胞

C. 有精原细胞和初级精母细胞   D. 只有精原细胞

E. 无生精细胞

13. 在血睾屏障中最重要的结构是（　　）

　　A. 血管内皮　　　　　　B. 血管内皮基膜　　　　　C. 结缔组织

　　D. 生精上皮基膜　　　　E. 支持细胞间的紧密连接

14. 睾丸间质细胞属于下列哪类细胞（　　）

　　A. 黏液性腺细胞　　　　B. 浆液性腺细胞　　　　　C. 分泌含氮类激素的细胞

　　D. 分泌类固醇激素的细胞　　　E. 肌样细胞

15. 睾丸间质细胞受腺垂体的何种细胞分泌激素的调节（　　）

　　A. 嗜碱性细胞分泌的 LH　　　　　　B. 嗜碱性细胞分泌的 FSH

　　C. 嗜酸性细胞分泌的 LH　　　　　　D. 嗜酸性细胞分泌的 FSH

　　E. 嫌色细胞分泌的 LH 和 FSH

16. 精子获得功能上成熟的部位是（　　）

　　A. 生精小管　　　　　　B. 直精小管　　　　　　　C. 睾丸网

　　D. 输出小管　　　　　　E. 附睾管

17. 精液的组成成分来自（　　）

　　A. 前列腺　　　　　　　B. 精囊　　　　　　　　　C. 附睾

　　D. 生精小管　　　　　　E. 附属腺和生精小管

18. 前列腺腺泡的上皮细胞是（　　）

　　A. 单层立方上皮　　　　B. 单层柱状上皮　　　　　C. 假复层柱状上皮

　　D. 单层立方上皮、单层柱状上皮和假复层柱状上皮

　　E. 单层立方上皮和假复层纤毛柱状上皮

B 型题

备选答案（第 19～21 题）

　　A. 生精小管　　　　　　B. 射精管　　　　　　　　C. 直精小管

　　D. 睾丸网　　　　　　　E. 输出小管

19. 位于睾丸纵隔内，腔大不规则，由单层立方上皮组成（　　）

20. 属于附睾的组成成分，由柱状细胞相间排列组成（　　）

21. 睾丸内短而细的管道，无生精细胞（　　）

备选答案（第 22～24 题）

　　A. 尿道球腺　　　　　　B. 前列腺　　　　　　　　C. 精囊

　　D. 腺垂体　　　　　　　E. 下丘脑

22. 分泌激素，直接调控支持细胞的功能（　　）

23. 分泌物含果糖，为精子运动提供能量（　　）

24. 分泌液富含酸性磷酸酶（　　）

二、判断题

1. 精原细胞是最幼稚的生精细胞，贴近生精小管的基膜，核染色质疏松，着色浅。

2. 初级精母细胞进行第一次成熟分裂后,产生两个次级精母细胞,染色体数目减少一半,一个为 23,X,一个为 23,Y。

3. 支持细胞具有卵泡刺激素受体,在卵泡刺激素的作用可合成与分泌雄激素。

4. 电镜下,睾丸间质细胞具有分泌肽类激素细胞的亚微结构特征。

5. 只有到达附睾尾部,精子才有主动运动和受精的能力。

三、名词解释

1. 生精细胞　2. 精子发生　3. 睾丸间质细胞　4. 血睾屏障

四、填空题

1. 生精上皮由两种细胞组成,即_____和_____,基膜外的_____收缩作用有助精子输出。

2. 精子尾部分为_____、_____、_____和_____四部分。

3. 生精上皮内紧贴基膜的一层细胞是_____,体积最大的圆形细胞是_____,位近管腔、体积较小的圆形细胞是_____。

4. 精子的顶体覆盖在_____处,其内含有_____、_____、_____等水解酶,中心粒位于_____,线粒体鞘包于精子尾部的_____。

5. 生精上皮内的支持细胞能分泌_____和_____两种物质。

6. 睾丸间质是指_____,除含有_____和_____外,还含有一种_____细胞,细胞体积较大,可分泌_____,它进入生精小管内与_____结合,有_____的作用。

7. 雄激素的主要作用是:_____,_____,_____。

五、问答题

1. 简述精子发生的主要过程。

2. 简述生精细胞的减数分裂过程。

3. 试述精子形成所发生的主要变化。

4. 试述睾丸支持细胞的结构特点。

5. 简述睾丸间质细胞的结构特点及功能。

6. 简述精子的结构特点。

7. 试述睾丸功能的内分泌调节。

8. 简述前列腺的结构特点。

参考答案

第十六章

女性生殖系统

目标要求

1. 了解卵巢的一般结构。
2. 掌握卵泡生长、发育、成熟过程,排卵,黄体生成与功能。
3. 了解垂体激素和卵巢结构和功能的关系。
4. 了解子宫壁的一般构造,掌握子宫内膜的周期性变化及与卵巢功能的关系。
5. 了解输卵管、阴道、乳腺的结构。

组成和功能 {
卵巢:产生女性生殖细胞并分泌雌激素和孕激素
输卵管:是输送卵细胞的管道,又是受精的部位
子宫:是孕育胎儿的场所
阴道
外生殖器
}

特点 {

年龄性变化:幼年期、青春期、性成熟期、更年期、绝经期

女性生殖器官有明显的年龄变化,10岁以前生殖器官生长迟缓,10岁后逐渐发育生长,至青春期(13~18岁),生殖器官迅速发育成熟,卵巢开始排卵并分泌性激素,子宫内膜出现周期性变化,乳房增大,性成熟,具有生育能力。更年期(45~55岁)的卵巢功能逐渐减退,生殖器官日趋萎缩。绝经期以后,卵巢退变,结缔组织增生,不再排卵

周期性变化:各生殖器官随月经周期呈周期性变化

}

一、卵巢

(一) 卵巢的一般结构

表皮 { 表面:单层立方或扁平上皮
深面:薄层致密结缔组织构成的白膜

实质 { 皮质:很厚,含有不同发育阶段的卵泡以及黄体、闭锁卵泡、白体等,这些结构之间组织中有低分化的梭形基质细胞、网状纤维及散在的平滑肌纤维

髓质:为疏松结缔组织,富含弹性纤维、血管、淋巴管,与卵巢门的结缔组织相延续。近卵巢门处有少量平滑肌束和形态结构、功能与睾丸间质细胞相似的门细胞,可分泌雄激素

卵巢门:疏松结缔组织,有门细胞,可分泌雄激素

(二) 卵泡的发育与成熟

卵泡由一个卵母细胞和环绕它的卵泡细胞组成。

1. 原始卵泡

位于皮质浅层,数量多,体积小。

组成:由初级卵母细胞和周围单层扁平的卵泡细胞组成

LM:初级卵母细胞圆形,体积较大,直径约 40 mm,核大而圆,染色质稀疏,着色浅,核仁大而明显

EM:胞质内细胞器丰富,且大部分聚集在核的一端形成核旁复合体。卵泡细胞具有支持和营养卵母细胞的作用,二者之间有许多缝隙连接

2. 生长卵泡

初级卵泡
（无腔）
- 初级卵母细胞：体积增大，直径约 50 ~ 80 mm
- 卵泡细胞：为单层或多层（5 ~ 6 层）立方形或柱状细胞
- 透明带：卵母细胞和卵泡细胞之间一层较厚的嗜酸性膜，富含糖蛋白
- 卵泡膜：由卵泡周围结缔组织的梭形细胞逐渐密集形成，与卵泡细胞间隔以较厚的基膜

次级卵泡
- 卵泡腔：充满卵泡液，为卵泡细胞分泌物和卵泡膜血管渗出物组成，内含营养物质、透明质酸、性激素，促进卵泡发育成熟。卵泡腔周围的卵泡细胞称颗粒细胞，构成卵泡壁
- 卵丘：随着卵泡液增多、卵泡腔扩大，卵母细胞和周围的卵泡细胞凸向卵泡腔形成丘状隆起
- 放射冠：紧靠透明带的一层柱状卵泡细胞，呈放射状排列
- 卵泡膜
  - 内层：含较多梭形膜细胞和丰富毛细血管
  - 外层：细胞和血管较少，胶原纤维较多，并含有少量平滑肌

3. 成熟卵泡

是卵泡发育的最后阶段，体积增至最大，直径达 18 ~ 20 mm；突向卵巢表面；卵泡液增多，卵泡腔增大，卵泡壁变薄。

初级卵母细胞恢复成熟分裂，于排卵前 36 ~ 48 h 完成第一次成熟分裂，产生一个次级卵母细胞和一个第一极体，次级卵母细胞随即进入第二次成熟分裂，并停留于分裂中期。

（三）排卵

- 概念：成熟卵泡破裂，次级卵母细胞、透明带、放射冠随卵泡液一同从卵巢排出的过程
- 时间：月经周期的第 14 天
- 过程：
  - 在 LH 的刺激下，卵泡液剧增，卵泡迅速增大并突向卵巢表面，此处的卵泡壁、卵泡膜、白膜变薄缺血，形成半透明的卵泡斑
  - 卵丘根部松动，与卵泡壁分离，漂浮于卵泡液中
  - 此处结缔组织被胶原酶和透明质酸酶解聚，卵泡斑溶解，卵泡破裂
  - 颗粒细胞在 LH 作用下合成前列腺素，卵泡膜外层平滑肌收缩，上述结构由此排入腹膜腔
- 结果：次级卵母细胞排出后，若 24 h 之内未受精则退化；若受精则完成第二次成熟分裂形成一个成熟的卵细胞和一个小的第二极体

(四)黄体

形成:排卵后,卵泡壁塌陷,在 LH 的作用下,卵泡膜和颗粒细胞突入卵泡腔,结缔
组织和血管伸入颗粒层,逐渐发育成一个富含血管的细胞团,新鲜时呈黄
色,称黄体

结构 ⎰ 粒黄体细胞:来自颗粒细胞,其数量多,体积大,位于中央,染色浅,分泌孕
激素和松弛素
⎱ 膜黄体细胞:来自膜细胞,数量少,体积小,位于周边部,染色深,分泌雌激素

黄体的演变 ⎰ 月经黄体:若卵细胞未发生受精,维持 2 周左右即退化,称为月经黄体
妊娠黄体:若发生受精,在胎盘分泌的绒毛膜促性腺激素的作用
下,黄体继续发育增大,直径达 4~5 cm,称妊娠黄体,可
维持 6 个月
⎱ 白体:黄体退化后,由结缔组织取代,形成白色瘢痕,称为白体

(五)闭锁卵泡与间质腺

闭锁卵泡:较大的生长卵泡闭锁时,卵泡细胞不退化,卵母细胞退化消失后,透明带
皱缩,卵泡壁塌陷,称为闭锁卵泡

间质腺:在较大的闭锁卵泡内,卵泡膜的血管和结缔组织伸入颗粒层,其中的膜细
胞增大,形似黄体细胞,被结缔组织分隔成细胞团索,称为间质腺。可分泌
雌激素,退化后由结缔组织取代

(六)小结

卵巢的功能 ⎰ 产生卵子
内分泌功能 ⎰ 次级卵泡:膜细胞合成雄激素
颗粒细胞:将膜细胞合成的雄激素转变为雌激素
月经黄体:膜黄体细胞与颗粒黄体细胞协同分泌雌激素
粒黄体细胞:孕激素
妊娠黄体:孕激素、雌激素、松弛素
⎱ 门细胞:雄激素

二、子宫

(一)子宫的一般结构

$$\begin{cases} 内膜\begin{cases} 单层柱状上皮:由分泌细胞和纤毛细胞构成 \\ 固有层:为结缔组织,具有基质细胞和子宫腺 \end{cases} \\ 肌层:由平滑肌交错排列构成,肌束间有结缔组织 \\ 外膜:子宫底部和体部为浆膜,宫颈部为纤维膜 \end{cases}$$

(二)子宫内膜

按内膜的脱落与否分为两层。

$$\begin{cases} 功能层:较厚,位于浅层,是形成月经和孕育胎儿的场所 \\ 基底层:较薄,位居深层,靠近肌层。该层不脱落,有较强的增生和修复功能,可以\\ \quad 产生新的功能层 \end{cases}$$

(三)月经周期与子宫内膜的周期性变化

自青春期至绝经期,在卵巢产生的雌、孕激素的作用下,子宫底部和体部内膜的功能层出现周期性变化,表现为每28 d左右发生一次内膜功能层剥脱、出血、修复和增生,称为月经周期。

每个周期从月经来的第1天起至下次月经来的前1天止,一般为28 d左右,可分为月经期、增生期和分泌期3个时期。

$$\begin{cases} 月经期:由于排出的卵未受精,黄体退化,雌、孕激素水平急剧下降,螺旋动脉持续\\ \quad 性收缩,从而使内膜的功能层缺血缺氧,组织变性坏死。螺旋动脉扩张,致\\ \quad 使毛细血管破裂,大量血液涌入内膜功能层。血液与坏死脱落的内膜组织\\ \quad 一起经阴道排出,形成月经 \\ 增生期:又称卵泡期,此期卵巢内有一批卵泡在生长。在卵泡分泌雌激素作用\\ \quad 下,子宫内膜逐渐增厚;基质细胞分裂增殖,产生大量的纤维和基质;子宫\\ \quad 腺增长,腺腔增大,腺上皮细胞呈高柱状;螺旋动脉增长、弯曲;增生期\\ \quad 末,卵泡成熟并排卵,进入分泌期 \\ 分泌期:又称黄体期,排卵后,黄体形成。在黄体分泌的雌激素、孕激素作用下,子\\ \quad 宫内膜继续增厚。子宫腺极度弯曲,腺腔扩大,腔内充满腺细胞的分泌\\ \quad 物,内有大量糖原。固有层基质中含有大量组织液而呈现水肿状态。基质\\ \quad 细胞肥大,胞质内充满糖原、脂滴。螺旋动脉增长,更加弯曲。若受精成\\ \quad 功,内膜继续增厚,发育为蜕膜;否则,进入月经期 \end{cases}$$

子宫内膜周期性变化与相应激素的关系见表16-1。

表16-1 子宫内膜的周期性变化

项目	月经期	增生期	分泌期
时间	第1~5天	第6~14天	第15~28天
子宫腺	缺血、坏死、脱落	增长,变弯曲,腺腔较窄	进一步增长,更弯曲,腺腔大,出现分泌物
基质细胞	同上	分裂、增殖	肥大,积聚能量
螺旋动脉	收缩—扩张,破裂出血	增长,弯曲	更长,更弯曲,伸到浅层
内膜厚度	功能层脱落	2~3 mm	5~7 mm,呈水肿状态
与卵巢的关系	黄体退化,孕激素、雌激素降低	卵泡生长,雌激素升高	黄体形成,孕激素、雌激素升高

考核要点

一、单项选择题

A 型题

1. 下列关于卵巢的描述,哪项是错误的( )

　A. 表面覆盖单层立方上皮或柱状上皮

　B. 皮质宽、髓质窄

　C. 青春期开始时两侧卵巢内约有4万个原始卵泡

　D. 具有内分泌功能

　E. 绝经期后卵巢不再排卵

2. 卵巢皮质的主要成分是( )

　A. 卵泡　　　　　　　B. 卵泡细胞　　　　　　C. 卵母细胞

　D. 黄体　　　　　　　E. 白体

3. 卵母细胞完成第一次成熟分裂是在( )

　A. 原始卵泡形成时期　　B. 卵泡生长发育时期　　C. 排卵前48 h

　D. 排卵时　　　　　　E. 排卵后48 h

4. 卵泡细胞完成第二次成熟分裂是在( )

　A. 卵泡生长发育时期　　B. 排卵前48 h　　　　　C. 排卵时

　D. 排卵后48 h　　　　E. 以上都不对

5. 下列关于次级卵泡的描述,哪项错误( )

A. 卵母细胞为初级卵母细胞

B. 卵母细胞为次级卵母细胞

C. 当卵泡细胞增至10余层时,开始出现卵泡腔

D. 出现卵丘

E. 出现放射冠

6. 放射冠是指(　　　)

A. 紧靠透明带的一层柱状卵泡细胞　　　B. 紧靠卵泡腔的一层卵泡细胞

C. 紧靠透明带的一层立方形卵泡细胞　　D. 卵泡膜内层的结缔组织细胞

E. 卵泡壁最外层的卵泡细胞

7. 分泌形成透明带的是(　　　)

A. 卵泡细胞　　　　　　　B. 卵原细胞　　　　　　　C. 卵母细胞

D. 卵泡细胞和卵母细胞　　E. 卵泡细胞和梭形细胞

8. 卵泡液(　　　)

A. 由卵泡细胞分泌形成

B. 由卵泡膜细胞分泌形成

C. 由卵泡膜血管内血液渗出而成

D. 由卵泡细胞分泌和卵泡膜血管内血液渗出而成

E. 由卵泡细胞和卵泡膜细胞共同分泌形成

9. 卵泡膜细胞的结构特点是(　　　)

A. 具有分泌类固醇激素细胞的特征　　　B. 具有分泌蛋白质细胞的结构特征

C. 具有收缩细胞的结构特征　　　　　　D. 具有吸收细胞的结构特征

E. 以上都不对

10. 成熟卵泡内的卵细胞是(　　　)

A. 卵原细胞　　　　　　　B. 初级卵母细胞　　　　　　C. 次级卵母细胞

D. 成熟卵细胞　　　　　　E. 以上都不是

11. 排卵时释放出(　　　)

A. 成熟卵细胞

B. 成熟卵细胞和透明带、放射冠、卵泡液

C. 成熟的卵细胞和透明带

D. 成熟卵细胞和透明带、放射冠

E. 以上都不是

12. 经期规则的妇女,月经第4天卵巢内除原始卵泡外,还有(　　　)

A. 生长卵泡、闭锁卵泡、白体　　　　　B. 生长卵泡、成熟卵泡

C. 成熟卵泡、闭锁卵泡、黄体　　　　　D. 次级卵泡、闭锁卵泡

E. 初级卵泡、次级卵泡、黄体

13. 血中孕酮含量较高时,卵巢正处于(　　　)

A.原始卵泡发育   B.黄体发育   C.排卵

D.黄体退化   E.闭锁卵泡形成

14.卵泡闭锁发生在( )

    A.原始卵泡   B.初级卵泡   C.次级卵泡早期

    D.次级卵泡   E.以上均对

15.卵巢的间质腺是( )

    A.原始卵泡闭锁时形成   B.初级卵泡闭锁时形成

    C.次级卵泡闭锁时形成   D.成熟卵泡闭锁时形成

    E.排卵后由膜细胞形成

16.卵巢的白体是( )

    A.卵巢排卵后组织修复而成   B.卵泡排卵后形成

    C.黄体退化后形成   D.卵泡闭锁后形成

    E.间质腺退化后形成

17.月经的发生是由于( )

    A.雌激素急剧减少   B.雌激素和孕激素急剧减少

    C.孕激素急剧减少   D.雌激素急剧增加

    E.雌激素和孕激素急剧增加

18.以下关于子宫内膜增生期的描述,哪项是错误的( )

    A.为月经周期的第5~14天   B.又称卵泡期

    C.子宫腺上皮迅速增生   D.子宫腺腔较窄,弯曲度较大

    E.内膜增厚至3~4 mm

19.月经周期第12天,子宫内膜处于( )

    A.月经期   B.修复期   C.增生期

    D.增生后期   E.分泌期

20.月经周期第21天,子宫腺的形态结构特点是( )

    A.腺腔扩大呈锯齿状,腔内充满分泌物

    B.腺腔扩大呈锯齿状,腔内无分泌物

    C.腺腔狭小,腺细胞核下区糖原聚集

    D.腺腔扩大,腺细胞核上区糖原聚集

    E.腺腔扩大,腺细胞核下区糖原聚集

21.妇女绝经后易患阴道炎是因为( )

    A.上皮细胞内糖原增多,阴道分泌物呈酸性

    B.上皮细胞内糖原减少,阴道分泌物呈酸性

    C.上皮细胞内糖原增多,阴道分泌物呈碱性

    D.上皮细胞内糖原减少,阴道分泌物呈碱性

    E.雌、孕激素均减少,阴道分泌物呈酸性

22. 月经周期的哪些天是易受孕时期( )

    A. 第 4 ~ 7 天　　　　　B. 第 8 ~ 11 天　　　　　C. 第 12 ~ 16 天

    D. 第 17 ~ 21 天　　　　E. 第 22 ~ 26 天

23. 输卵管黏膜皱襞最发达的部位是( )

    A. 漏斗部　　　　　　　B. 壶腹部　　　　　　　C. 子宫部

    D. 峡部　　　　　　　　E. 子宫部和峡部

24. 活动期乳腺与静止期乳腺的主要区别是( )

    A. 结缔组织减少　　　　B. 脂肪组织增多　　　　C. 血液供应丰富

    D. 腺体发育,腺腔充满乳汁　E. 腺细胞变矮

B 型题

备选答案(第 25 ~ 29 题)

    A. 原始卵泡　　　　　　B. 初级卵泡　　　　　　C. 次级卵泡

    D. 成熟卵泡　　　　　　E. 间质腺

25. 开始出现卵泡膜( )

26. 卵泡发育的最后阶段( )

27. 次级卵泡闭锁形成( )

28. 数量最多、体积最小( )

29. 开始出现卵泡腔( )

备选答案(第 30 ~ 34 题)

    A. 卵原细胞　　　　　　B. 初级卵母细胞　　　　C. 次级卵母细胞

    D. 卵细胞　　　　　　　E. 初级卵母细胞或次级卵母细胞

30. 原始卵泡含有( )

31. 初级卵泡含有( )

32. 次级卵泡含有( )

33. 成熟卵泡含有( )

34. 排卵时排出的是( )

备选答案(第 35 ~ 39 题)

    A. 透明带　　　　　　　B. 卵泡液　　　　　　　C. 放射冠

    D. 颗粒层　　　　　　　E. 黄体

35. 紧靠透明带的一层卵泡细胞( )

36. 卵泡壁的数层卵泡细胞( )

37. 初级卵母细胞和卵泡细胞分泌而成( )

38. 细胞分泌物和卵泡膜血管渗出物组成( )

39. 分泌孕激素和雌激素( )

备选答案(第 40 ~ 44 题)

    A. 月经黄体　　　　　　B. 妊娠黄体　　　　　　C. 间质腺

D. 门细胞　　　　　　　　E. 白体

40. 卵子未受精则黄体称为(　　)

41. 受精则黄体称为(　　)

42. 次级卵泡退化,内膜细胞发育为(　　)

43. 黄体退化后由结缔组织替代则称为(　　)

44. 分泌雄激素的细胞(　　)

备选答案(第 45～49 题)

A. 白体　　　　　　　B. 次级卵泡　　　　　　　C. 黄体

D. 卵周间隙　　　　　E. 间质腺

45. 卵泡腔位于(　　)

46. 极体位于(　　)

47. 卵泡壁的塌陷形成(　　)

48. 卵巢内停留数年(　　)

49. 卵丘位于(　　)

二、判断题

1. 卵泡中卵母细胞是处于分裂前期的初级卵母细胞。

2. 黄体中的粒黄体细胞和膜黄体细胞都具有分泌含氮激素细胞的结构特征。

3. 透明带由卵母细胞分泌形成。

4. 功能层和基底层随月经周期变化而变化。

三、名词解释

1. 生长卵泡　2. 排卵　3. 黄体　4. 间质腺　5. 月经周期

四、填空题

1. 卵巢的外周部分称_____,中央为_____,卵泡位于_____内,卵泡周的结缔组织富含_____和_____。

2. 卵巢表面覆以_____,上皮下是由_____组成的_____;排卵时局部组织变薄缺血,形成圆形透明的_____。

3. 原始卵泡位于_____,数量_____,由一个_____细胞和_____层_____形的_____细胞组成。

4. 初级卵泡由一个_____细胞和_____层或_____层_____形或_____状的_____细胞组成。

5. 透明带位于_____之间,是由_____和_____共同分泌而成。

6. 卵泡膜开始出现于_____卵泡时期,从_____卵泡时期开始,卵泡膜分为内、外两层,分别称为_____和_____。

7. 放射冠由紧靠_____的_____层呈_____排列的柱状卵泡细胞形成。

8. 次级卵泡的卵壁有两层结构,内层是_____,外层是_____,后者又分化为_____和_____两层。

9. 卵丘开始出现于_____卵泡时期。它的形成是由于随着卵泡腔的扩大和卵泡液的增多,_____和_____被挤到卵泡的一侧,并凸向卵泡腔内形成了一个丘状隆起。

10. 从原始卵泡到发育为成熟卵泡,一般需要_____天时间。

11. 初级卵母细胞由胚胎时期的_____分裂分化而来,并长期停留在_____成熟分裂的_____期,直至排卵前_____小时,才完成分裂而形成一个_____卵母细胞和一个第一极体。

12. 排卵时随同卵母细胞一起排出卵巢的还有卵母细胞周围的_____、_____以及_____。

13. 排卵时的卵母细胞为正停留在第_____次成熟分裂_____期的_____卵母细胞,其排出卵巢后,若受精,则完成分裂而形成一个_____和一个第二极体。

14. 子宫内膜表面的上皮是_____,由_____和_____两种细胞组成,固有层内的细胞称_____。

15. 子宫体部和底部的内膜固有层可分为浅层的_____和深层的_____两层。

16. 子宫动脉在内膜深层的分支称_____,在内膜浅层的分支称_____,后者对_____的作用很敏感。

17. 月经期时,卵巢内的_____退化,血液内_____和_____含量骤然下降,子宫内膜的_____发生持续收缩,内膜缺血性坏死。

18. 黄体可分为_____黄体和_____黄体,其主要由_____细胞和_____细胞组成。这两种细胞分别由_____细胞和_____细胞在黄体生成素的作用下分化而来。其中_____细胞体积较小,数量较少,染色较深。

19. _____卵泡或_____卵泡退化时,_____细胞一度变得肥大,形似黄体细胞,并被结缔组织和血管分隔成分散的细胞团或索,称为_____。

20. 输卵管黏膜上皮为_____上皮,含有_____和_____两种细胞。

21. 子宫内膜分为浅层的_____和深层的_____。其中_____较厚,自青春期开始便产生周期性剥脱和出血,称为_____。

22. 月经期为月经周期的第_____天。此时卵巢中黄体退化。月经期一般持续_____天。

23. 增生期为月经周期的第_____天。此时卵巢内若干卵泡开始增长并分泌_____。至增生晚期,子宫内膜可厚达_____左右。

24. 分泌期为月经周期的第_____天。此时卵巢内黄体已经形成并分泌_____和_____。至分泌晚期,子宫内膜可厚达_____。

五、问答题

1.试述生长卵泡在发育过程中的主要形态结构变化。

2.试述卵巢的内分泌功能。

3.试述子宫壁的结构特点。

4.试述静止期乳腺与活动期乳腺的组织结构差异。

5.试述黄体的形成、结构、功能和发育命运。

6.论述子宫内膜周期性变化及其与卵巢激素的关系和意义。

参考答案

附录　组织学复习歌诀

上皮组织

位于边界细胞密,少量间质黏合齐
细胞明显分两极,结构功能总相异
游离面,空间指,基底坐在基膜上
神经末梢很丰富,能够感受各刺激
没有血管也不急,营养全从深层提
再生能力也很强,特异显示胃和肠
被覆上皮分布广,分为单复层为据
单扁细胞周边薄,中间略厚含胞核
边缘锯齿相嵌合,内皮间皮和肺泡
单立细胞矮棱柱,胞核大圆居中央
分布甲状肾小管,功能吸收核分泌
单柱细胞高棱柱,胞核椭圆基底部
胃肠胆囊和子宫,肠道还有杯状胞
黏原颗粒黏多糖,分泌溶水称黏液
假复纤柱呼吸道,细胞种类有四种
形态高低各不同,胞核不在同水平
柱状细胞多又高,因有纤毛来命名
杯状细胞两头露,梭形锥形埋其中
复扁最厚层数多,命名依据表面胞
中间细胞多边形,基底细胞有特色
矮柱嗜碱能增殖,凹凸不平乳头成
表皮复扁已角化,细胞无核角蛋白
口肛食管和阴道,细胞有核未角化
变移上皮特点明,层数不定常变形
有人也称假复层,分布膀胱尿路中
腺上皮,能分泌,能够分泌却未必
两种细胞三种腺,混合腺泡浆半月
浆液稀薄多为酶,分泌蛋白结构明
黏液黏稠糖蛋白,颗粒溶解呈空泡

上皮细胞三种面,特殊结构各相异
游面纤毛微绒毛,都是膜质成突起
前者较粗能摆动,后者较细能伸缩
摆动因为微管滑,微丝收缩不伸张
纵行微管固基体,纵行微丝成终末
侧面连接分四种,由浅入深有规则
紧密缝隙位两端,中间桥粒在中间
紧密连接可封闭,缝隙连接传信息
基膜位于结缔间,共同形成并嗜酸
电镜可分基网板,物质透过细胞迁
质膜内褶呈纵纹,扩大面积水电转
半桥粒,非连接,却将上皮固基膜
感觉上皮特殊点,特殊感觉为所长

固有结缔组织

联系支持又营养,修复作用不能忘
疏松组织纤维少,结构疏松蜂窝状
基质胶状成屏障,筛子结构记端详
胶原弹性和网状,一白二黄三银两
固有细胞成脂未,巨浆白肥来又去
成字本是成纤维,合成蛋白嗜碱性
修复完成静止期,胞质嗜酸真稀奇
脂肪细胞多脂肪,挤得胞核无处藏
制片溶解空泡状,此类还有黏多糖
未字本是间充质,成人保留分化强
巨字来自血单核,一生巡逻防御忙
一般椭圆形多样,胞质嗜酸胞核小
伸出伪足不规则,消化依赖溶酶体
吞噬提呈和分泌,菌毒瘤体都免疫
浆字来自淋巴 B,分泌多数是抗体
抗体本质是蛋白,结构自己联想去
核圆位偏浅染区,那里就是高复体
白字即是白细胞,详情请到血液里
肥大本来不愿提,过敏惹祸它第一
体积大圆核小气,异染颗粒遍胞质

肝素组胺在颗粒，胞质还有白三烯
自知作恶没好报，颗粒吸引嗜酸粒
致密组织纤维多，弹性规则不规则
脂肪组织空泡多，疏松组织来分割
网状组织特殊点，细胞纤维都姓网
细胞突起连成网，纤维分支也成网
这种组织不单列，造血淋巴把身藏

血液

血液属于运载车，观察血象用瑞特
血浆有原能凝固，血清无原成分多
细胞成分分两种，加上小板称有形
红细胞，数最多，男女有别都记妥
无核无器双面凹，其内充满铁蛋白
网织红，记比例，诊治贫血有意义
白细胞，量虽少，细胞名称够你记
人们称他巡逻兵，防御功能别忘记
有粒无粒两大类，各自比例要死背
鉴别有粒核颗粒，鉴别无粒比胞质
嗜酸嗜碱中性粒，特殊颗粒是依据
嗜酸粒，核八字，颗粒均匀ＡＣＰ
能消组胺白三烯，抗敏抗虫真卖力
嗜碱粒，也过敏，颗粒不均核掩去
中性粒，两颗粒，杀菌死亡成脓去
淋巴单核无殊粒，淋巴细胞最详细
小板无核却有器，止血凝血要牢记
了解血象很重要，康疾状况可明了

肌组织

细胞又称肌纤维，细胞共性牢牢记
根据分布有三种，骨骼心肌平滑肌
前两种，横纹肌，后两种，不随意
骨骼肌，是器官，结构层次分三级
肌纤维，棱柱体，核多略扁周边居

肌原纤维明暗带,光镜观察横纹晰
Z 线之间是肌节,横纹明暗在肌丝
粗丝中间是 M 线,细丝接在 Z 两边
粗丝蛋白称肌球,形和豆芽差不多
杆部构成中轴线,横桥统统在两侧
横桥本是 ATP 酶,结合细丝便激活
细丝蛋白有三种,肌钙肌动原肌球
肌动蛋白有位点,常被原肌球盖着
肌钙蛋白结合钙,位点暴露粗细合
横桥扭曲向 M 线,肌丝滑动肌收缩
肌膜凹成横小管,位置恰与 Z 线齐
肌浆网融成终池,两池一管三联体
心肌收缩自节律,细胞之间结缔多
细胞形似短圆柱,闰盘吻得分支合
横纹能见不明显,只因线粒体分割
胞核多数为一个,卵圆居中周脂褐
横小管,位 Z 线,肌浆网内钙不多
一池一管二联体,缝隙连接同步缩
平肌纤维长梭形,胞核居中常扭曲
胞膜内陷仅成凹,便无二联或三联
肌原纤维不可见,密斑密体肌丝连
无有分支无闰盘,缝隙连接同步传

神经组织

神经组织很复杂,两种细胞组成它
神经细胞最重要,起个别名成元老
结构分为突和体,两突直接连于体
胞核大圆染色浅,位置居中核仁显
胞质牢记尼氏体,光镜观察它嗜碱
电镜粗内伴核体,蛋白合成在这里
N 原纤维特殊性,光镜具有嗜银性
电镜微管神经丝,支持运输蛋白质
树突一个或多个,短小尚且多分支
表面有棘而粗糙,如此结构为刺激
接受刺激传胞体,自然需有尼氏体

轴突一条细又长,因无棘刺表面光
轴丘轴膜和轴质,其内均无尼氏体
要把冲动传出去,运输蛋白靠谁呢
根据突起分三类,多极双极假单极
根据功能分三种,感觉联络运动型
细胞之间冲动传,突触结构是关键
电镜之下分两类,电触就是缝隙连
化学突触最常见,三部结构详细看
胶质包裹轴长树,构成纤维要清楚
胶质固然有不同,有无髓鞘可分类
髓鞘类似同心圆,少突施万使之然
郎飞结,结间体,相间排列串一体
髓鞘功能是绝缘,冲动在此跳跃传
无髓纤维结构简,连续传导速度慢
神经末梢有两种,同台竞技功不同
感觉末梢感受器,游离背囊两类型
游离末梢分布广,冷热疼痛轻触觉
触觉小体感触觉,真皮乳头尤掌侧
结缔组织成被囊,轴突盘绕扁平上
环层小体也椭形,感受压觉和振动
扁平被囊同心圆,轴突裸于圆柱体
肌梭属于本体器,感受伸缩难忘记
运动末梢位两端,感觉末梢缠中间
单个细胞无作用,反射弧全功能展
运动末梢效应器,终于肌肉和腺体
运动终板较复杂,劝君理解再记忆

循环系统

循环本是交通线,心血管系为主体
心脏主分是心肌,心壁含着传导系
内外两膜夹心肌,室肌最厚房肌泌
心内膜,分三层,内膜下层浦肯肌
心骨骼,纤维环,附着瓣膜和心肌
心瓣膜,分四种,表面内皮内致密
心脏节律传导系,起搏移行浦肯肌

窦房结,窦心律,外膜深层起搏器
房室结,房室束,藏在内膜下层里
血管管壁分三层,动脉大小分四种
内膜最薄两三层,中膜最厚显不同
大动脉为弹性管,主肺颈髂锁无名
外膜含有营养管,三层分界并不明
中动脉为肌性管,内膜看似薄又平
中膜平肌40层,内外弹膜分界清
外膜也有营养管,调节血供主功能
小微动脉多无名,内外弹膜渐不清
平肌收缩改阻力,调节血压和血供
静脉腔大壁又薄,管腔塌陷不规则
三层之间外膜厚,分界其实真不明
内膜形成静脉瓣,防血逆流建奇功
毛细血管分三类,连续窦状有孔型

免疫系统

保卫人体三防线,黏膜淋结和脾脏
免疫细胞三大群,中性肥大浆散分
淋巴细胞是核心,T、B、NK把类分
单核吞噬不断巡,抗原提呈又一群
淋巴组织网状架,淋巴细胞网里藏
巨噬细胞伴随它,细菌与它关系忙
淋巴小结B为主,免疫活跃成中心
暗区明区小结帽,大中小型依次分
弥散淋巴T为主,常为胸腺依赖区
常含高皮微静脉,细胞经此出入血

一、淋巴结

淋巴器官分两类,中枢三早不应答
外周三晚接抗原,细胞增殖又应答
淋巴结,分皮髓,皮质周边髓中心
浅层皮质两名称,淋巴小结结间区
深层称为副皮质,后微静脉高内皮
皮窦也有两名称,被膜下窦小梁周
髓分髓索和髓窦,上连皮质下输出

滤过淋巴单向走,两多两少*解烦忧
(*:两多,淋巴细胞增多,抗体增多;
两少,细菌减少,异物减少)

二、脾

脾是血液过滤器,被膜有皮又有肌
实质分为红白髓,边缘区在白髓里
脾小体即淋小结,此处细胞多是B
淋巴鞘是依赖区,此处并无高内皮
边缘区里边缘窦,淋巴细胞往外漏
红髓红色六成六,包括脾索和脾窦
脾索较多红细胞,滤过血液靠巨噬
脾窦内皮长杆状,巨噬突起入间隙
以上都属淋巴器,免疫功能均参与
两个器官有共性,个性更要记心里

消化管

消化管为肌性管,管壁四层要分清
黏膜上皮两类型,胃肠单柱两端扁
黏膜固有层结缔,血管腺体淋组织
黏膜肌层多一层,都是环行平滑肌
黏膜下层比较厚,神经走行在里头
十二指肠和食管,还有腺体在里面
肌层自然是最厚,它是动力总源头
此处也有神经丛,内环外纵两层间
胃壁较厚分三层,胃肠平肌骨两端
外膜结构有规律,胃肠大部有间皮
纤维膜,在两端,十二指肠加一点

一、胃

胃的功能是储存,皱襞变平会更多
初步消化蛋白质,吸收水醇无机盐
黏膜表面分小区,小凹底部连胃腺
胃的上皮为单柱,大多含有黏原粒
表面黏液很重要,自我保护不可少
固有层内有淋巴,腺体丰富也在此
胃底腺,很重要,四种细胞功不同

主细胞,量最多,分泌酶原结构典
壁细胞,强嗜酸,分泌盐酸内因子
颈黏细胞染色浅,都因制片溶黏原
内泌细胞种类多,分泌激素很重要
贲门腺,泌黏液,含有少量壁细胞
幽门腺,泌黏液,含有少量内分泌
内环外纵黏膜肌,收缩可以促分泌

二、小肠

小肠最长主战场,分为三段有规律
扩大面积三结构,微毛绒毛和皱襞
单柱上皮三细胞,吸收杯状内分泌
小肠绒毛是特有,三种结构在中轴
一到两条乳糜管,毛细血管很丰富
少量散在平滑肌,绒毛运动利于行
肠腺细胞有五种,帕内特细胞是特有
分泌蛋白很典型,结构自然应当明
溶菌酶和防御素,杀灭肠道微生物
上皮更新很活跃,全靠肠腺干细胞

消化腺

一、胰腺

胰腺功能极重要,内外分泌不可少
外分泌部泌胰液,量大酶多品种齐
蛋白脂肪淀粉酶,三大代谢全包了
腺泡结构纯浆性,细胞锥形围成泡
细胞底部嗜碱性,粗内大多在此处
酶原颗粒嗜酸性,位于顶部明又明
导管深入腺泡内,因此称泡心细胞
导管由小汇到大,上皮变化有秩序
导管上皮矮到高,结缔组织来包绕
内分泌部是胰岛,毛细血管不可少
甲细胞,高糖素,升血糖,知机理
乙细胞,量最多,胰岛素,在此泌
丁细胞,量最少,生长抑素控甲乙

二、肝脏

肝脏是个化工厂,功能重要且多样
代谢中心还是它,结构当然够复杂
肝小叶是主结构,中央静脉贯长轴
管壁多孔不连续,孔隙正对肝血窦
血窦两侧是肝索,单行细胞放射行
胞膜凹成胆小管,窦索之间窦周隙
五者关系应牢记,物质交换有意义
肝细胞呈多面体,双核较多核仁晰
胞质糖原和脂滴,胞器丰富数第一
粗内合成血蛋白,滑内不但合胆汁
物质转化和解毒,三大代谢记清楚
血窦腔大不规则,向心缓流混合血
巨噬又称库普弗,清除监视和免疫
窦周血浆满间隙,贮脂细胞存 A D
慢性肝炎常喝酒,此胞激活硬化趋
胆小管内是胆汁,中心流向小叶间
封闭管壁复合体,结构破坏成黄疸
小叶边缘门管区,管道三种数不一
叶间动脉加静脉,叶间胆管也参与
化学消化为主业,保护防御还造血
劝君不要伤肝脏,肝疾用药更应慎
戒酒特别有意义,医生问诊要仔细

呼吸系统

气管管壁分三层,黏膜黏下和外膜
上皮假复纤柱状,纤毛杯状除尘去
固有层内有防线,淋巴组织与日俱
黏膜下层气管腺,外膜软骨和结缔
气管入肺到终末,管腔变小壁变薄
环状软骨已成片,一变二多三消失[*]
呼吸部分管囊泡,重点记忆是肺泡
肺泡上皮有两型,Ⅱ型量大面积小
分泌表面活性物,涂于腔壁降张力
Ⅰ型薄扁利换气,修复全靠Ⅱ增殖

气血屏障就在此,它是换气必经的
两皮两膜夹结缔,内层液体也参与
肺泡外面肺泡隔,弹性丰富血管多
腔里隔内巨噬多,吞噬灰尘血细胞
肺泡孔,可换气,炎症扩散可不利
(＊:上皮类型改变;平滑肌及毛细血管增
多;杯状细胞、腺体及软骨消失)

泌尿系统(肾)

一般结构需要背,重点还在肾单位
起始部位肾小体,血管呈球囊两皮
入球动脉粗短型,出球动脉细而长
有孔内皮无隔膜,外包基膜足细胞
足细胞,多突起,裂孔有膜贴孔隙
滤过屏障在这里,滤血入腔成原尿
近端小管长而粗,壁后腔小不规则
细胞嗜酸染色深,胞体锥形核圆中
细胞界限并不清,都因侧突相嵌合
游离面有刷状缘,底面内褶成纵纹
细胞表面积扩大,结构功能紧联系
此段吸收功能强,全部糖和氨基酸
九成水和七成盐,排泌氢氨和肌酐
远端小管虽较细,腔大规则不含蓄
细胞弱酸染色浅,胞体立方核呈圆
底面纵纹更明显,腔面并无刷状缘
底面质膜钠泵多,间质高渗尿浓缩
两种激素来调节,吸收水钠排氢钾
复合体在血管极,共同构成三角区
球旁细胞类上皮,来自入球平滑肌
体大核大嗜碱性,分泌肾素促红素
致密斑,属远曲,单立忽然变高柱
细胞紧密核顶部,感受管内钠浓度
传给球旁泌肾素,促进远管钠吸收
球外系膜三角区,缝隙连接传信息
维持内环境平衡,肾脏有病查尿液

内分泌系统

内分泌系成员多,腺体组织和细胞
尽管位置不毗邻,结构还是共性存
细胞排成团索泡,毛细血管都很多
激素大多入血液,送到靶器靶细胞
还有少量旁分泌,渗到邻近靶细胞

一、甲状腺

甲状腺,成滤泡,立方上皮两细胞
功能活跃会增高,腔内胶质会减少
滤泡上皮胞嗜碱,合成 T_3T_4 有特点
粗内合成球前体,高复加工成颗粒
排入滤腔待碘化,重新吸收微绒毛
溶酶体解为 T_3T_4,甲状腺素放入血
提高神经兴奋性,生长发育增代谢
滤旁细胞染色浅,降低血钙往骨添
甲状旁腺的激素,升高血钙共稳定

二、肾上腺

肾上腺,皮髓质,皮质又有三个区
球带分泌盐皮质,调节水盐的代谢
束带分泌糖皮质,负责调节糖蛋白
网带分泌性激素,雄激素为主要的
髓质细胞嗜铬性,分泌正肾和副肾
交感神经调节它,兴奋心肌缩血管

三、垂体

垂体结构最复杂,腺垂神垂各三部
远侧部,三细胞,门脉系联下丘脑
嗜酸催乳促生长,嗜碱三促到靶区
嫌色细胞有争论,功能尚未定乾坤
神经部是下丘延,下丘分布两核团
视上分泌加压素,加压血管抗利尿
室旁分泌催产素,作用子宫助分娩
激素沿着轴突传,暂时存为赫林体

男性生殖系统（睾丸）

睾丸重点在精管,产生精子后代延
精子发生有顺序,五种细胞三时期
一原两母带两子,愈原始的愈靠边
精子成熟往腔移,随着精液排出体
支持细胞很重要,结构复杂功能多
精管之间是间质,富含血管是结缔
间质细胞泌雄素,随着血液到靶器
第二性征它支配,精管结扎无妨碍
此点大家应牢记,计划生育来宣传

女性生殖系统

一、卵巢

卵巢形似扁椭圆,表面单立或单扁
下方白膜为致密,门部能把雄素泌
皮质较宽位周边,不同卵泡黄白体
髓质较窄位中间,疏松结缔延到门
卵泡发育三阶段,原始生长和成熟
基本结构两种胞,中央卵母围卵泡
原始卵泡为初母,卵泡细胞是单扁
初级卵泡仍初母,胞质出现皮质粒
卵泡细胞六层立,最内一层放射冠
母胞泡胞共分泌,形成透明带嗜酸
次级卵泡仍初母,卵泡改称颗粒胞
细胞之间现腔隙,腔内充满卵泡液
来自颗粒和血管,营养激素活物质
卵泡腔,渐扩大,四种成分成卵丘
基质细胞渐聚集,形成卵泡膜两层
内层血管膜细胞,外层胶原平滑肌
膜细胞生雄激素,转给粒胞变为雌
成熟卵泡达 2 C,突向表面急于出
初级卵母变次级,停留二次的中期
卵泡液,急剧增,白膜泡壁薄缺血

卵斑形成卵丘离,卵斑水解而破裂
卵膜平滑肌收缩,四种成分排出了
颗粒细胞卵泡膜,留在卵巢渐塌陷
结缔血管也深入,形成黄体雌孕素
妊娠黄体存半年,还能分泌松弛素
月经黄体存半月,退为白体月经来
卵泡发育即时退,早退闭锁晚成腺

二、子宫

子宫内中外三层,肌层最厚可增生
内膜功能基底层,血管供应可不同
单柱上皮固有腺,二十八天周期变
月经期,3~5天,黄体退化激素减
螺旋动脉先痉挛,内膜缺血坏死脱
随后反射性突张,血管破裂又出血
增生期,5~14天,卵泡发育激素增
基底细胞渐增生,修补剥脱功能层
螺旋动脉子宫腺,同时增生并变弯
增生期末又排卵,内膜转入分泌期
分泌期,15~28天,黄体形成并分泌
腺腔扩大富糖原,固有结缔水肿态
螺旋动脉长更曲,基质细胞继增殖
如若受精变蜕膜,如未受精来月经
宫颈上皮移行变,此为癌症好发点

参考文献

[1]黄晓芹.组织学与胚胎学[M].3版.上海:上海科学技术出版社,2018.

[2]李继承,曾园山.组织学与胚胎学[M].9版.北京:人民卫生出版社,2018.

[3]黄河,郭家松,陈晓宇.组织学与胚胎学[M].北京:科学技术文献出版社,2019.

[4]周忠光,汪涛.组织学与胚胎学[M].5版.北京:中国中医药出版社,2021.

[5]刘黎青,葛钢锋.组织学与胚胎学[M].4版.北京:人民卫生出版社,2021.